Dr. Elfi Laurisch · Dr. Lutz Laurisch

EIN LEBEN LANG GESUNDE ZÄHNE

PROPHYLAXE

Dr. Elfi Laurisch · Dr. Lutz Laurisch

EIN LEBEN LANG GESUNDE ZÄHNE

PROPHYLAXE

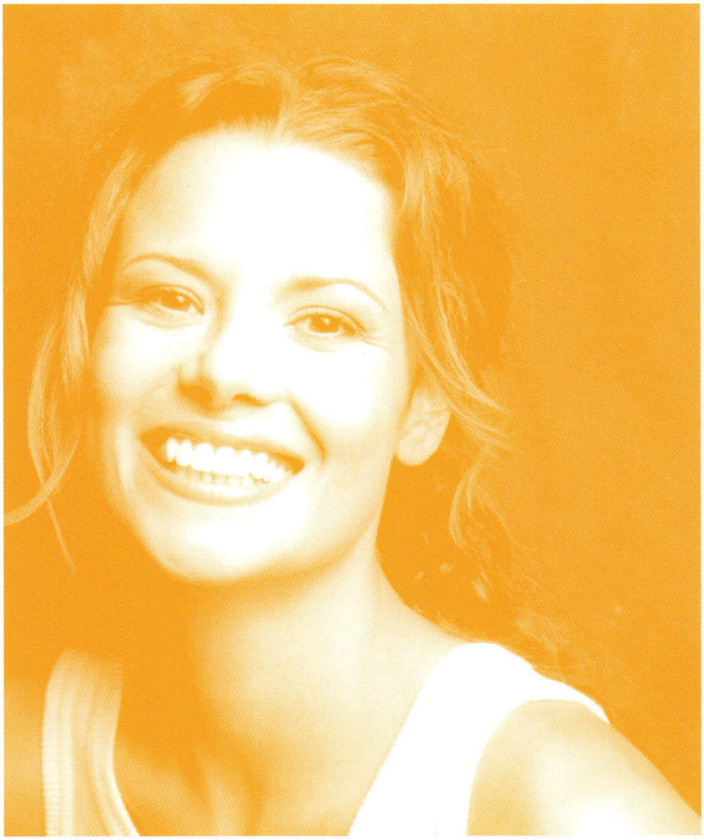

Die Deutsche Bibliothek – CIP-Einheitsaufnahme

Laurisch, Elfi; Laurisch, Lutz:
EIN LEBEN LANG GESUNDE ZÄHNE: Prophylaxe
Elfi Laurisch, Lutz Laurisch, – Korschenbroich:
Selbstverlag, 2000
ISBN 3-9807442-0-6

Medizin, Kunst & Kongresse Verlagsgesellschaft mbH, Postfach 40 01 32, 63246 Neu-Isenburg
ISBN 3-9807442-0-6

Vertriebsadresse: Drs. Laurisch
Radenbroich 28a
41352 Korschenbroich
http://www.karies-prophylaxe.de

Redaktion und Satz: WEFRA Werbeagentur GWA, Frankfurt
Lektorat: Gisela Fichtl, München
Herstellung: Druckerei Wesel, Baden-Baden
Titelbild: Michael Dannenmann, Düsseldorf

Das verwendete Papier ist aus chlorfrei gebleichten Rohstoffen hergestellt und alterungsbeständig. Die Produktion erfolgt mit Hilfe umweltschonender Technologien und unter strengsten Auflagen in einem geschlossenen Wasserkreislauf unter Wiederverwendung unbedruckter, zurückgeführter Papiere.

INHALTSVERZEICHNIS

VORWORT ZUR PATIENTENBROSCHÜRE

Es gibt Sprüche im deutschen Wortschatz, die man auf keinen Fall befolgen sollte.

Dazu gehört: „Wer nichts macht, macht keine Fehler". Die Vorstellung, dies würde auf die Zahngesundheit bezogen, ist geradezu abenteuerlich. Schließlich gilt in dieser Hinsicht genau das Gegenteil – wer nichts macht, begeht einen großen Fehler. Und das nicht nur, was die Spätfolgen und deren Kosten anbelangt, sondern auch in Bezug auf die konkrete partnerschaftliche, familiäre und berufliche Situation.

Ein intaktes Gebiss ist eine der wesentlichen Voraussetzungen für das persönliche Wohlbefinden. Das gilt für den körperlichen Zustand in gleicher Weise wie für die individuelle Ausstrahlung. Gesunde Zähne sind heute das Merkmal einer gepflegten Erscheinung. Das drückt sich nicht mehr in aufgesetzten Jacketkronen im Vorderzahnbereich aus, wie für US-Filmstars lange Zeit kennzeichnend, sondern dokumentiert sich am Pflegezustand der eigenen Zähne.

Unsere Zähne haben Feinde, die ernst genommen werden müssen. Dazu zählen in erster Linie Karies und Parodontitis. Deren Aktivität ist zielgerichtet auf die Zerstörung des Zahns wie auch des ihn versorgenden und haltenden Zahnfleisches.

Lange, viel zu lange wurde die Ursache für diesen zerstörerischen Prozess, nämlich die Bildung der ebenso unappetitlichen wie gefährlichen Zahnbeläge (Plaque) in ihrer Bedeutung heruntergespielt. Lange, viel zu lange wurde der professionellen Zahnpflege wie auch der richtigen Ernährung ein zu geringer Stellenwert beigemessen. Gab es doch schließlich die Zahnarztpraxis als „Reparaturbetrieb".

Die Vorstellung, dass es einem Zahnarzt in seiner Berufsausübung wesentlich größere Zufriedenheit bereitet, sich mit einem aktiven Patienten um den Erhalt eines jeden Zahnes zu bemühen, dass sich diese Zufriedenheit nicht zuletzt auch auf den Patienten selbst erstreckt, musste erst wachsen. *Diese Einsicht hat sich inzwischen auch in Deutschland entwickelt.* Die Schweiz hat in dieser Hinsicht eine verdienstvolle Vorreiterrolle in der Form gespielt, dass dort Karies und Parodontitis als nahezu besiegt gelten, kostspieliger Zahnersatz die Ausnahme darstellt.

Der Bewusstseinswandel in der deutschen Bevölkerung ist in vollem Gange. Er wird bewirkt einerseits durch die zunehmende Aufklärung darüber, dass Erkrankungen in der Mundhöhle ein erhöhtes Risiko für das Entstehen anderer Krankheiten darstellen. Das reicht von Frühgeburten mit Untergewicht bis zur akuten Herzentzündung. Aus diesem Wissen heraus legen immer mehr Bürger Wert auf prophylaktische Betreuung. Sie sehen in ihrem Zahnarzt also nicht mehr primär den Reparateur, den mit dem Bohrer „bewaffneten" Nothelfer und Schmerzbeseitiger, sondern den Begleiter in ihrem Bemühen, die Zähne gesund zu erhalten. Und das möglichst ein Leben lang.

Diesem Bewusstseins- und Verhaltenswandel entspricht eine Entwicklung innerhalb der Zahnärzteschaft. Zwar haben noch längst nicht alle Zahnmediziner diesen Trend erkannt, doch immer mehr Praxen stellen sich um auf die Orientierung an der Vorsorge. Dazu bedarf es nicht nur eines entsprechend aus- und weitergebildeten Praxisinhabers, sondern auch der Qualifizierung des Personals. Versicherte, die sich einem solchen Team anvertrauen, erfahren eine sorgfältige Analyse des Gebiss- und Mundhöhlenzustandes, eine professionelle Reinigung und Konservierung und werden eingeübt in Techniken sowie beraten hinsichtlich einer vernünftigen Ernährung, die sie in der häuslichen Umgebung praktizieren können – und sollten. Denn nur aus der engagierten und vertrauensvollen Zusammenarbeit zwischen Arzt und Patient kann der Erfolg erwachsen.

Diesen zu gewährleisten verhilft zudem ein Recall-System mit automatischer Erinnerung an die nächste Prophylaxesitzung. Und jede dieser nächsten Sitzungen sollte als Motivationsschub ein Erfolgserlebnis zu Tage fördern. Wie gesagt: Wer nichts macht, begeht einen großen Fehler. Eine Hilfe, diesen Fehler zu vermeiden, stellt diese Broschüre dar, deren maßgebliches Anliegen darin besteht, Karies und Parodontitis als besiegbare Krankheiten zu entlarven.

Klaus Heinemann
Leiter des Ressort Gesundheit und Soziales
Rheinische Post Düsseldorf

DANKSAGUNG

Die Mitglieder des Praxisteams Dr. Laurisch haben sich und zum Teil ihre Familienmitglieder immer wieder geduldig für Fotos zur Verfügung gestellt – dafür danken wir ihnen ganz herzlich.

Unsere Lektorin Gisela Fichtl hat bei der Durchsicht und Überarbeitung des Manuskripts wertvolle Hilfe vor allem für die allgemeinverständliche Formulierung des Textes geleistet und darüber hinaus viele Anregungen zum Thema aus Sicht einer Patientin gegeben. Ohne ihre Mithilfe wäre dieses Buch nicht zustande gekommen. Dafür möchten wir ihr ganz besonders danken.

Dr. Elfi Laurisch · Dr. Lutz Laurisch

VORWORT DER AUTOREN

Karies und Parodontitis gehören zu den am weitesten verbreiteten Krankheiten in unserer Zivilisation. Dabei könnten sie zum großen Teil vermieden werden. Die Wissenschaft weiß heute um die Ursachen für Karies und „Parodontose". Bakterien sind dafür verantwortlich, Bakterien, gegen die man gezielt vorgehen kann. „Ein Leben lang gesunde Zähne" ist deshalb keine Utopie mehr. Zahnärzte und Patienten können dieses Ziel gemeinsam erreichen.

Dieser Ratgeber will Ihnen auf verständliche Weise all das Wissen vermitteln, das Sie brauchen, damit lebenslange Zahngesundheit auch für Sie persönlich wahr wird und die Angst vor einem Verlust der Zähne der Vergangenheit angehört. Wenn Sie wissen, was in Ihrem Mund vor sich geht, können Sie auch gezielt mitwirken, Ihre Zähne gesund zu erhalten, und Gefährdungen aktiv vermeiden.

Der Zahnarzt spielt vor diesem Hintergrund eine ganz neue Rolle. Denn die regelmäßige professionelle vorbeugende Betreuung durch den Zahnarzt ist ein entscheidender Faktor, die Zähne wirksam vor dem Verfall zu schützen. Er wird weniger bohren, dafür aber mehr Maßnahmen ergreifen, Zahnerkrankungen zu vermeiden. Ein prophylaktisch tätiger Zahnarzt unterstützt seine Patienten aktiv und mit professionellen Methoden dabei, sich die Zähne ein Leben lang gesund zu erhalten. Sie besuchen Ihren Zahnarzt nicht mehr nur zur Reparatur, sondern zur Inspektion und Pflege. Immer mehr Zahnärzte stellen ihre Praxis auf die prophylaxeorientierte Arbeit um. Karies und Parodontitis sollen zu Krankheiten des vergangenen Jahrtausends werden!

Dr. Elfi Laurisch · Dr. Lutz Laurisch

EIN LEBEN LANG GESUNDE ZÄHNE

Ist Karies eine unvermeidliche Krankheit, mit der man eben leben muss? – Allzu lange hat man so gedacht. So wie man jahrhundertelang die Erde für eine Scheibe hielt, bis man eines Besseren belehrt wurde, glaubte man, es sei ein unabwendbares Schicksal, dass uns die Zähne im Laufe unseres Lebens ausfallen. Dabei haben wir es selbst in der Hand, bis ins hohe Alter hinein gesunde Zähne zu behalten.

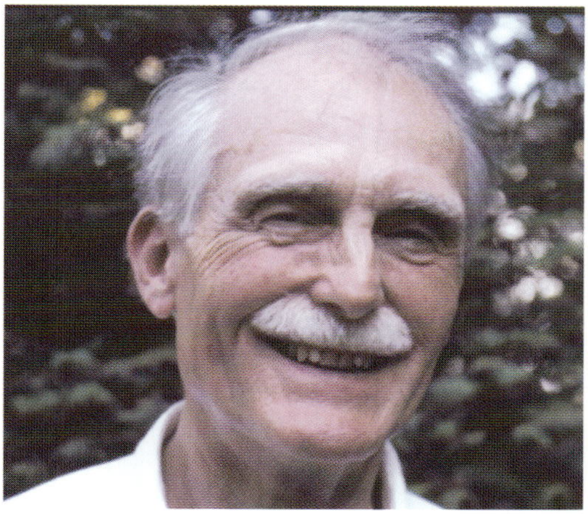

Gesunde Zähne ein Leben lang sind keine Utopie mehr.

Die meisten Menschen nehmen es als „normal" hin, ihre natürlichen Zähne eines Tages zu verlieren. Ein Leben lang hat man mit den Zähnen gekämpft, haben die Zähne Schmerzen bereitet: wenn sie im Säuglingsalter durchbrechen, wenn Karies einen Zahn befallen hat, wenn die Weisheitszähne durchbrechen, wenn der Zahnarzt bohrt oder eine Krone einsetzt.

Doch wer geglaubt hat, es wäre eine Erleichterung, die Zähne im Alter endlich loszuwerden, wird meist bitter enttäuscht: Prothesen können drücken, die Druckstellen sich entzünden. Und wenn sich dann der Knochen langsam abbaut, entstehen neue Druckstellen, die Prothesen sitzen schlecht und fangen an zu schaukeln. Auch der Geschmackssinn wird durch die umfangreichen Kunststoff- oder Metallabdeckungen beeinträchtigt. Speisen und Getränke schmecken ganz anders als zuvor. Schließlich ist es auch ein ästhetisches Problem, denn ohne Zähne „sieht man ganz schön alt aus". Künstliche Zähne sind also gewiss keine Lösung.

Gesunde Zähne – ein Leben lang? Angesichts der meist schlechten Erfahrungen mit Zähnen klingt dies utopisch. Und doch ist es möglich, denn wir wissen heute, warum Karies und Parodontitis, also der Abbau des Zahnhalteapparates, entstehen. Wir können ganz gezielt entgegenwirken –

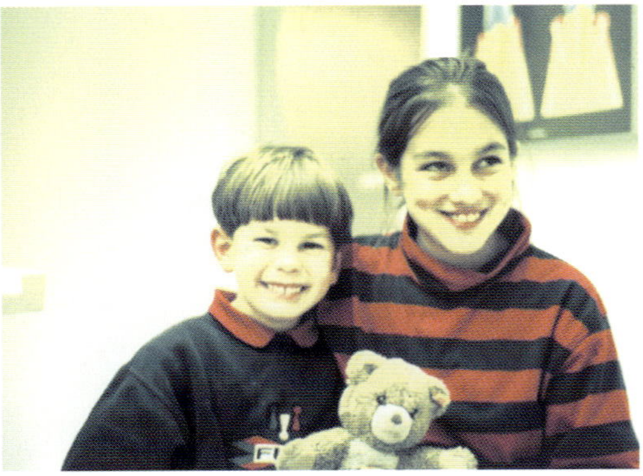

Die Voraussetzungen für gesunde Zähne im Alter werden schon in der Jugend geschaffen.

je früher desto besser. Wer bereit ist, sich für seine Zähne ein wenig zu engagieren und vom Zahnarzt entsprechend unterstützt wird, kann sie sich gesund erhalten. Wenn wir verstehen, wie es zu Karies kommt, können wir etwas dagegen tun. Je mehr wir darüber wissen, desto leichter umschiffen wir die Kariesfallen.

WARUM ENTSTEHT KARIES EIGENTLICH?

Karies entsteht nur dann, wenn sich ganz bestimmte Bakterien in Ihrer Mundhöhle eingenistet haben. Diese Bakterien heißen Mutansstreptokokken und Laktobazillen. Sie haben in einem gesunden Mund eigentlich nichts zu suchen – trotzdem finden sie sich bei sehr vielen Menschen. Je mehr solcher Bakterien in Ihrem Mund vorhanden sind, desto größer ist das Risiko, dass Sie eine Karies entwickeln. Fehlen diese Bakterien ganz, gibt es auch keine Karies und das heißt: keine „Löcher" und keine Füllungen.

Wenn es Ihnen also gemeinsam mit Ihrem Zahnarzt gelingt, die Zahl dieser Bakterien im Mund gering zu halten, werden Sie auch weniger Karies entwickeln – und mehr gesunde Zähne behalten.

Eine gute Mundhygiene hilft dabei, die Bakterien zu verringern, denn die Bakterien befinden sich in den Zahnbelägen, der so genannten Plaque.

Ein sauberer Zahn erkrankt nicht an Karies.

Natürlich brauchen die Bakterien Zeit, um die Zahnsubstanz anzugreifen, und sie brauchen die entsprechende Nahrungszufuhr, vor allem süße Speisen. Es gilt also nicht nur die Bakterienzahl zu verringern. Sie sollten vor allem auch die Zahnbeläge möglichst rasch entfernen, um ihnen erst gar keine Zeit zu geben, ihre schädliche Wirkung zu entfalten. Und wer möglichst auf zuckerhaltige Speisen und süße Zwischenmahlzeiten verzichtet, entzieht den Bakterien ihre Nahrungsgrundlage, ein weiterer wichtiger Schritt, Karies zu vermeiden.

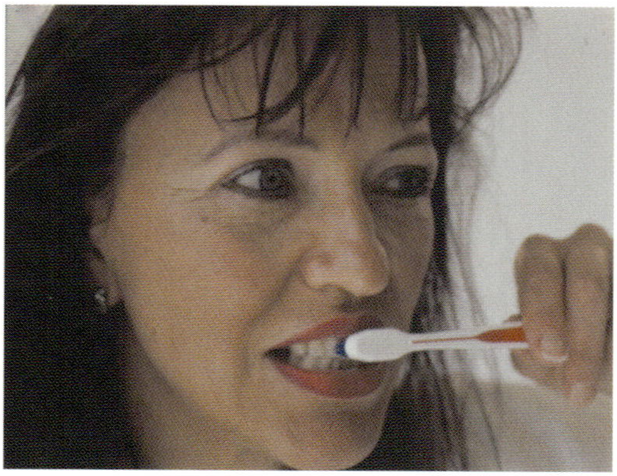

Die meisten Zahnbeläge kann man mit der Zahnbürste entfernen.

Wirklich erfolgreich werden Sie sein, wenn Sie von drei Seiten gleichzeitig „angreifen":

- Eine sorgfältige Mundhygiene gibt den Bakterien schon einmal an all den Flächen keine Chance, die mit der Zahnbürste zu erreichen sind. Noch bevor die Zahnbeläge Schaden anrichten können, werden sie „weggeputzt".
- Wenn Sie die wichtigsten Ernährungsregeln beachten und nicht so oft am Tag Süßes essen, erhalten die Bakterien in Ihrem Mund zu wenig „Futter" und können sich nicht mehr unbegrenzt vermehren.
- Suchen Sie regelmäßig Ihren Zahnarzt auf. Er kann Ihre Zähne professionell reinigen und damit auch die Stellen schützen, die Sie selbst mit der Zahnbürste nicht erreichen können. Außerdem kann Ihr Zahnarzt testen, wie viele Bakterien in Ihrem Mund vorkommen. Mit diesem Wissen, einer gründlichen Untersuchung Ihrer Zähne und mit seiner zahnärztlichen Erfahrung kann er dann ganz gezielt dagegen vorgehen.

WIE DIE KARIESBAKTERIEN ÜBERHAUPT IN DEN MUND KOMMEN?

Ein neugeborenes Baby hat zunächst gar keine Bakterien im Mund. Sie gelangen erst im Kontakt mit der Umwelt in die Mundhöhle eines Kleinkindes.

Kariesbakterien werden durch Speichel übertragen

Schon geringste Speichelmengen genügen, um Kariesbakterien zu übertragen: Sei es, dass die Eltern den Schnuller ablecken, um ihn zu „reinigen", oder dass sie prüfen, ob das Essen die richtige Temperatur hat, indem sie den ersten Löffel selbst probieren, schon sind Tausende von Bakterien in den Mund ihres Kindes gelangt.

Die neuen Zähne bilden eine ideale Fläche, um sich darauf anzusiedeln. Und wenn erst einmal die Backenzähne mit ihren natürlichen, oft sehr tiefen Grübchen vorhanden sind, können sich die Bakterien so gut festsetzen, dass sie kaum mehr restlos entfernt werden können. Jedesmal, wenn man zuckerhaltige Speisen oder Getränke aufnimmt, füttert man gleichzeitig die Bakterien, und Karies kann entstehen. Früher tat der Zahnarzt dann nichts anderes, als das so entstandene „Loch" gründlich auszubohren und zu füllen. Damit hat er zwar die Folgen der Karies behandelt, aber nicht ihre Ursache, und die Bakterien konnten ihr Zerstörungswerk munter weiter betreiben. So entstanden immer neue Löcher, immer mehr Zähne wurden angebohrt und immer mehr Zahnsubstanz ging verloren.

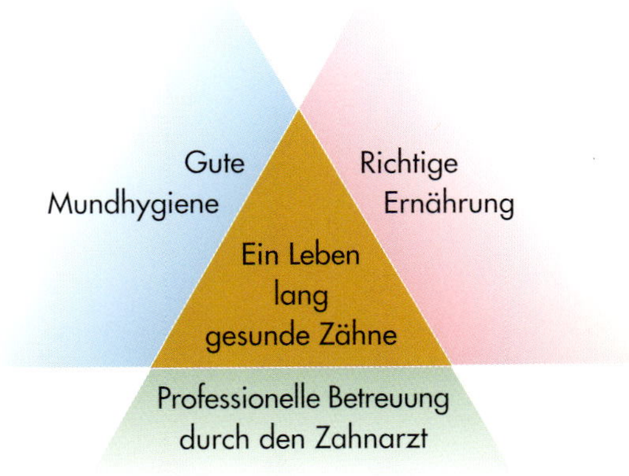
Gute Mundhygiene
Richtige Ernährung
Ein Leben lang gesunde Zähne
Professionelle Betreuung durch den Zahnarzt

Beginnen Sie schon in der Schwangerschaft mit der Kariesprophylaxe

Können Sie verhindern, dass karieserzeugende Bakterien in den Mund Ihrer Kinder gelangen? – Die Antwort ist: Ja, Sie können. Und es ist noch nicht einmal besonders schwierig:

- *Nehmen Sie niemals den Schnuller, den Sauger des Fläschchens oder das Essbesteck Ihres Kindes in den Mund, bevor Sie es dem Kind geben.* So vermeiden Sie, dass Mutansstreptokokken und Laktobazillen aus Ihrem Mund in den Mund des Kindes übertragen werden.

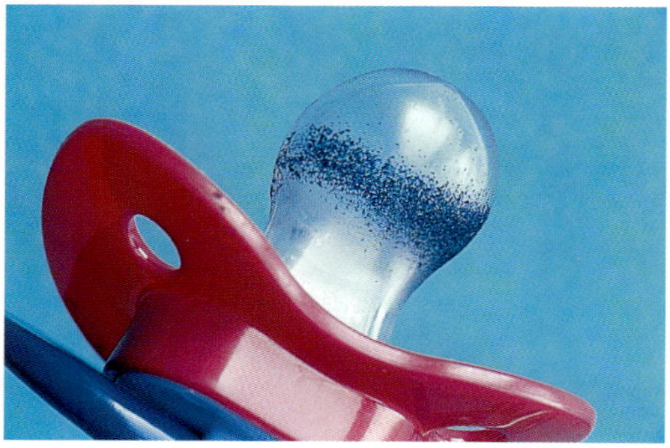

Sichtbar gemachte Kariesbakterien auf einem Schnuller

- *Halten Sie Ihr Kind so lange wie möglich von Zucker, Honig und Süßigkeiten fern.* Zucker ist das „Hauptnahrungsmittel" für Kariesbakterien, und je weniger Futter die Bakterien erhalten, desto weniger werden sie sich vermehren. Zucker ist für eine ausgewogene Ernährung nicht nötig, im Gegenteil: Zucker schadet nicht nur den Zähnen, sondern führt schnell zu Übergewicht und belastet den ganzen Körper. Übrigens: Der Geschmack ist ein gutes Stück Gewohnheit. Vermuten Sie Ihr eigenes Geschmacksempfinden nicht genauso bei Ihrem Kind. Wenn Ihr Kind „süß" nicht gewohnt ist, schmecken ihm Speisen und Getränke auch weniger süß. Nur weil Sie selbst so manche Speise nicht ungesüßt mögen, gilt das noch lange nicht für Ihr Kind!

- Der Zahnarzt hilft Ihnen während der Schwangerschaft mit verschiedenen Maßnahmen, die Anzahl der Bakterien in Ihrem Mund zu verringern. Ist Ihr Kind dann auf der Welt, wird die Übertragung von Kariesbakterien von Ihnen auf das Kind noch unwahrscheinlicher. Denn je weniger Kariesbakterien im Mund der Eltern und Bezugspersonen des Kindes sind, desto weniger können sie weitergeben.

Je später im Leben eines Kindes Kariesbakterien in die Mundhöhle gelangen, desto weniger Karies wird es entwickeln.

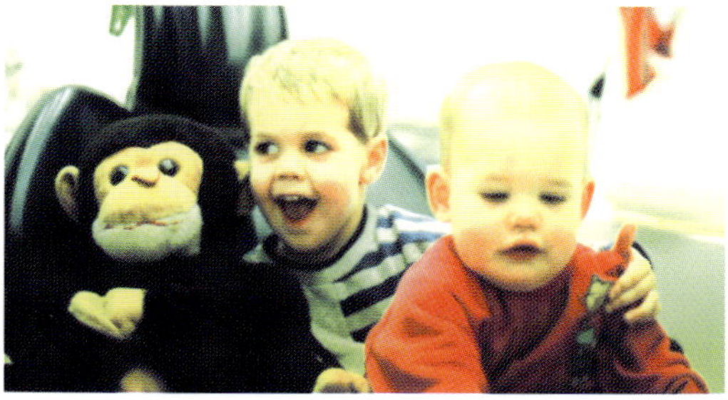

Mit der Prophylaxe kann man gar nicht früh genug anfangen.

Die acht wichtigsten Regeln für Eltern von Kleinkindern

Hier noch einmal die wichtigsten Regeln für Eltern mit Kleinkindern. Wenn Sie diese Regeln beachten, hat Ihr Kind gute Chancen, sich ein Leben lang gesunde Zähne zu bewahren:

- Nicht den Schnuller Ihres Kindes ablecken.
- Nicht den Löffel Ihres Kindes ablecken.
- Keine gesüßten Tees in das Nuckelfläschchen füllen.
- Fläschchen nicht zum Dauernuckeln überlassen.
- Kleinkinder möglichst lange von Süßigkeiten fernhalten, „zuckerfreie" Süßigkeiten vorziehen.
- Mit dem Zahnarzt die Fluoridzufuhr absprechen.
- Das Kind schon mit 6 Monaten dem Zahnarzt vorstellen.
- Mit dem Zähneputzen schon beim ersten Zahn beginnen.

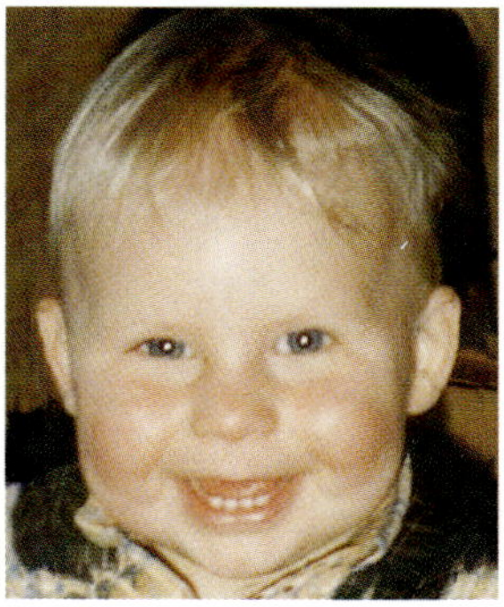

Zähneputzen ist schon für die ersten Zähnchen wichtig.

KARIES STOPPEN – ABER WIE?

Doch was tun, wenn Sie bereits Karies hatten, wenn also schon klar ist, dass sich in Ihrer Mundhöhle Kariesbakterien tummeln? Ist es dann nicht sowieso schon zu spät und der Verlust Ihrer Zähne vorprogrammiert? – Auch dann ist es nicht zu spät. Sogar bei Erwachsenen ist es sinnvoll und möglich, Karies zu vermeiden.

Lebenslang gesunde Zähne brauchen eine lebenslange Pflege

Mit einer einmaligen Aktion ist es dabei allerdings nicht getan. *Die Kariesprophylaxe, zur Vermeidung von Karies, ist notwendig, solange Sie Zähne im Mund haben – also ein Leben lang.* Es ist nicht anders als mit allen anderen Dingen des Lebens auch, ob ein Haus, eine Pflanze, Ihr Fahrrad oder Ihr Auto – wenn Sie sich nicht mehr darum kümmern, kommt es langsam, aber sicher herunter und geht kaputt.

Ihre persönliche Bereitschaft, für gesunde Zähne Mühe zu investieren, ist deshalb eine wichtige Voraussetzung. Die andere Säule, auf der Ihre Zahngesundheit ruht, ist Ihr Zahnarzt und sein Team. Suchen Sie sich einen Zahnarzt, der seine Praxis nicht nur als Reparaturbetrieb versteht, sondern auch und vor allem als Inspektions- und Beratungsstelle.

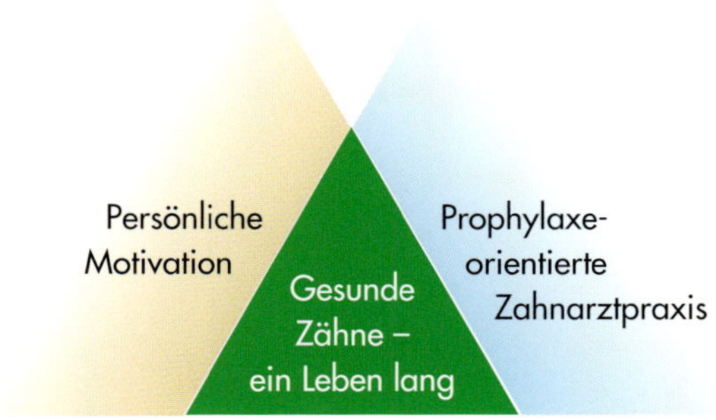

WIE KOMMT ES ZU „PARODONTOSE"?

Bisher war fast ausschließlich von Karies die Rede. Aber was ist mit Parodontose? Auch sie ist schließlich so weit verbreitet, dass sie guten Gewissens „Volkskrankheit" genannt werden kann. „Parodontose" entsteht aus ähnlichen Gründen wie Karies, deshalb gelten für die Vorsorge gegen „Parodontose" nahezu die gleichen Regeln wie für die Kariesprophylaxe.

Karies-Prophylaxe ist immer auch Parodontitis-Prophylaxe.

„Parodontose" oder, wie es medizinisch richtiger heißt, Parodontitis, ist eine Krankheit, die letztlich von Bakterien verursacht wird. Je nachdem, wie gut das Immunsystem damit fertig wird, tritt eine Entzündung auf oder unterbleibt. Ob das Immunsystem gerade gut funktioniert oder nicht, hängt von vielen Faktoren ab. Schwere familiäre oder berufliche Probleme z.B. können das Immunsystem ebenso schwächen wie eine körperliche Erkrankung. Ein besonderer Risikofaktor ist das Rauchen. Raucher entwickeln häufiger Parodontitis und haben auch noch sehr viel schlechtere Heilungschancen als Nichtraucher. Außerdem gibt es eine gewisse Veranlagung zu Parodontitis. Parodontitis entsteht deshalb oft in Situationen, in denen man stark belastet ist – ein Umzug, eine Scheidung, der Verlust eines Angehörigen. Aber: *Ohne Plaque keine Parodontitis.* Wer also weiß, dass er aus welchen Gründen auch immer gefährdet ist, eine Parodontitis zu entwickeln, sollte nicht nur besonders auf seine Mundhygiene achten, sondern auch häufiger zur Vorsorgesitzung zum Zahnarzt gehen und sich die Zähne professionell reinigen lassen.

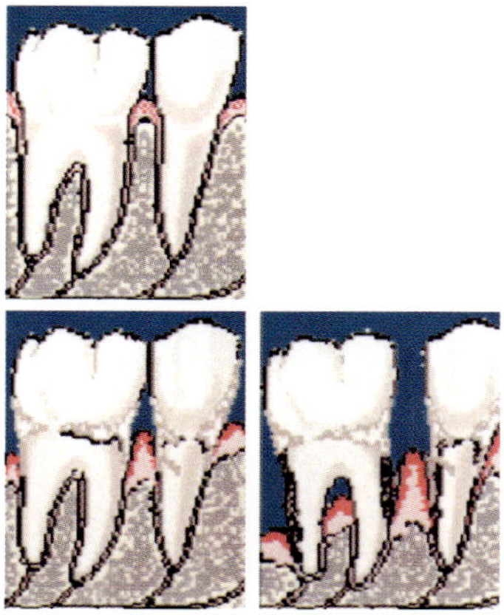

Die Entwicklungsphasen der „Parodontose" von der Zahnfleischentzündung bis zum Knochenabbau mit starker Lockerung der Zähne.

Plaque verursacht Entzündungen am Zahnhals

Parodontitis ist eine chronische Zahnfleischentzündung. Ähnlich wie die Karies entsteht auch die Parodontitis nur, wenn Plaque vorhanden ist. Plaque ist nichts anderes als ein bakterieller Zahnbelag. Die Plaque verursacht überhaupt erst die Entzündung. Der Belag siedelt sich zwischen Zahnfleisch und Zahnhals an – im fortgeschrittenen Stadium der Parodontitis entstehen hier tiefe Taschen. Im Laufe von Jahren greifen die Bakterien auch am Zahnbett und am Knochen an. Der Zahn verliert seinen Halt und fällt aus.

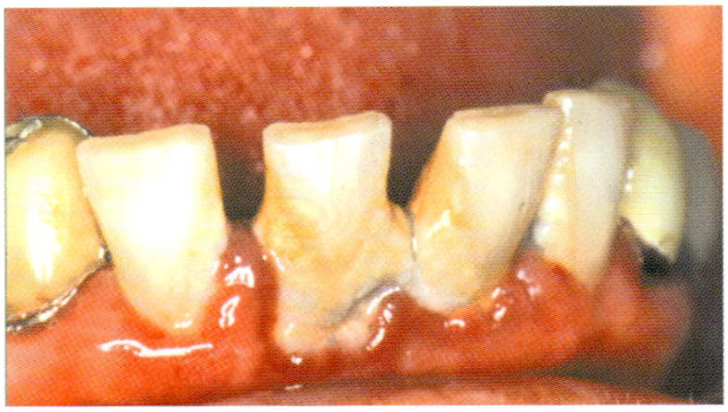

Plaque und Zahnstein verursachen Parodontitis.

Gesundes Zahnfleisch sieht hellrosa aus und blutet nicht bei Berührung oder beim Zähneputzen. Wenn aber am Zahnfleischrand die Plaque schon einige Tage lang nicht vollständig entfernt worden ist, reagiert das Zahnfleisch mit einer Entzündung. Bei einer leichten Entzündung ist das Zahnfleisch nur gerötet, bei einer schweren Entzündung ist es hochrot, angeschwollen und blutet sehr leicht. Eine solche Zahnfleischentzündung ist die Vorstufe zur Parodontitis.

Zahnverlust vermeiden

Von Parodontitis spricht man erst, wenn die Zahnfleischtaschen schon sehr tief geworden sind und bereits Knochen verloren gegangen ist. Die Auswirkungen einer Parodontitis lassen sich nicht mehr rückgängig machen, ein verlorener Zahn wächst nicht wieder nach. Aber man kann den Verlauf verlangsamen oder gar stoppen. Dabei muss auch der Patient sehr aktiv mitwirken, denn *ohne eine perfekte Zahnpflege lässt sich eine Parodontitis auch bei den besten Behandlungsmethoden kaum bremsen,* und am Ende steht der Verlust der Zähne.

ZUR VORSORGE ZUM ZAHNARZT – NICHT ZUM BOHREN!

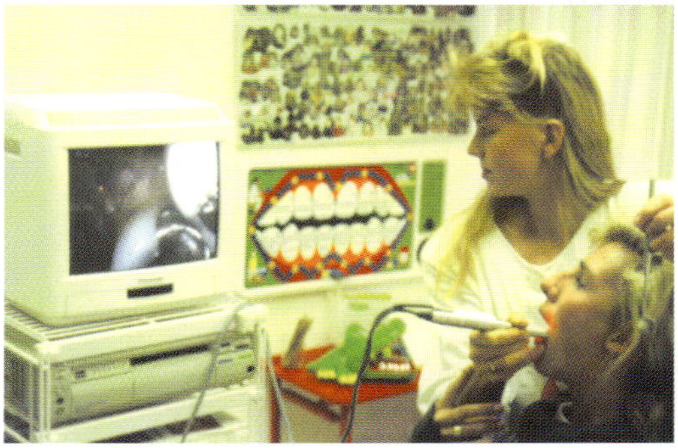

Mit einer Mundkamera kann man auch winzige Details im Mund erkennen.

Die neuen Erkenntnisse über die Entstehung von Karies verlangen ein völlig neues Berufsbild des Zahnarztes. Er muss jetzt nicht mehr nur reparieren. Er kann und soll zusammen mit seinen Patienten vermeiden, dass überhaupt etwas repariert werden muss. Die unangenehmen Dinge, die einem beim Wort „Zahnarzt" einfallen, Bohren und Ziehen, werden nicht mehr zum Standardprogramm eines Zahnarztbesuchs gehören, sondern werden die Ausnahmen sein. Die Angst vor dem Zahnarzt ist schon heute freilich nicht mehr ganz so groß wie noch zu Eugen Roths Zeiten, der leidgeprüft den folgenden Vers schmiedete:

„Wir säßen lieber in den Nesseln als auf den wohlbekannten Sesseln, vor denen, sauber und vernickelt, der Zahnarzt seine Kunst entwickelt."

Trotz schonender Behandlungsmethoden umfasst in den Augen vieler, wenn nicht gar aller Patienten, zahnärztliche Tätigkeit noch immer nicht viel mehr als reine Flickarbeit. Dieses Bild zahnärztlicher Tätigkeit sollten Sie bald in die Mottenkiste legen. *Moderne prophylaxeorientierte Zahnheilkunde unterstützt die Patienten aktiv, Zähne und Zahnfleisch gesund zu erhalten.*

LASSEN SIE SICH IHR PERSÖNLICHES KARIES-RISIKO BESTIMMEN

Je nachdem, wie hoch Ihr persönliches Risiko für eine Zahn- oder Zahnfleischerkrankung ist, wird Ihnen Ihr Zahnarzt bestimmte Maßnahmen vorschlagen, dem entgegenzuwirken. Doch wie lässt sich das Kariesrisiko bestimmen? – Ähnlich wie der Hausarzt, der mit Hilfe eines Blutbildes bestimmt, wie er helfen kann, oder der Urologe, der den Urin untersucht, um einer Krankheit auf die Spur zu kommen, testet der Zahnarzt bei dem so genannten „Kariesrisikotest" Ihren Speichel. Mit den Ergebnissen aus diesem Test, den Untersuchungen der Mundhöhle und mit seiner zahnärztlichen Erfahrung kann der Zahnarzt dann Ihr persönliches Erkrankungsrisiko bestimmen.

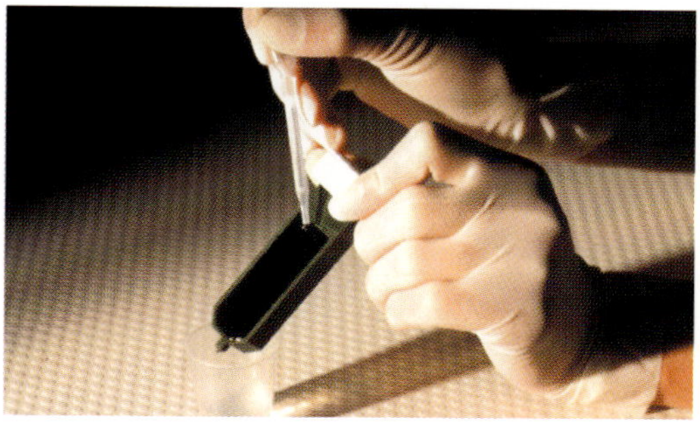

Der Zahnarzt testet Ihren Speichel. Mit den Ergebnissen aus diesem Test kann Ihr persönliches Erkrankungsrisiko bestimmt werden.

Der Speichel – ein wichtiges Gut für Ihre Zähne

Speichel spielt eine sehr große Rolle für die Gesundheit Ihrer Zähne. Deshalb ist seine Qualität besonders wichtig. Doch auch die Menge an Speichel, die im Mund gebildet wird, spielt eine wesentliche Rolle. Denn *der Speichel hat eine wichtige Spülfunktion:* Viel Speichel fördert eine gewisse „Selbstreinigung" Ihrer Zähne. Außerdem enthält der Speichel wichtige Mineralstoffe. *Die Zähne können sich aus dem Speichel mit Mineralstoffen versorgen und wieder regenerieren.*

Sind Ihre Speichelwerte in Ordnung?

Besonders gut lässt sich Ihr Kariesrisiko mit Hilfe einer Speichelprobe (Kariesrisikotest) bestimmen. Der Zahnarzt kann aus dem Kariesrisikotest zusammen mit den anderen Untersuchungsbefunden ablesen, ob und wie stark Sie gefährdet sind, Karies zu entwickeln. Ist das Risiko besonders hoch, wird er Ihnen andere Maßnahmen vorschlagen als bei einem besonders geringen Risiko. Auch wie häufig Sie Ihren Zahnarzt aufsuchen sollten, hängt von Ihrem individuellen Kariesrisiko ab. *Die Therapie muss auf jeden Patienten anders abgestimmt werden,* denn jeder hat andere Voraussetzungen und andere Risikofaktoren.

Gibt es in Ihrer Mundhöhle versteckte Schlupfwinkel für Bakterien?

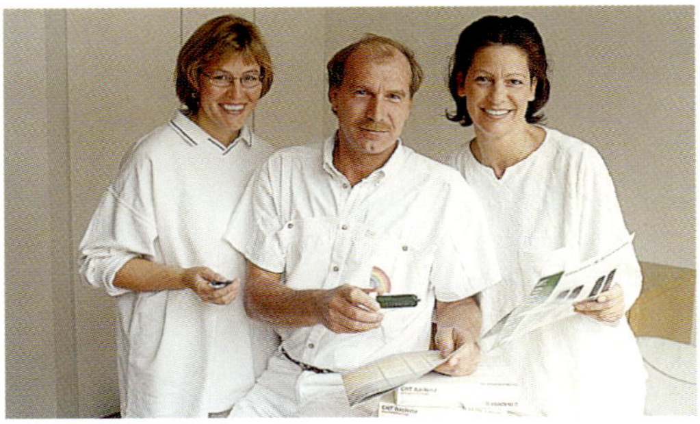

Anhand des Kariesrisikotests kann Ihr Zahnarzt im Team mit den Prophylaxehelferinnen einen individuell für Ihre Kariesgefährdung ausgearbeiteten Therapieplan aufstellen.

Der Zahnarzt untersucht zuerst einmal Ihre Mundhöhle. Gibt es viele Nischen in Ihrem Gebiss, in denen sich Bakterien besonders gut ansiedeln können und aus denen sie besonders schwer zu entfernen sind? Gibt es z. B. überstehende Ränder oder unzureichende Füllungen oder sind die Zahnzwischenräume besonders eng und damit für die Reinigung unzugänglich? *Wenn Ihre Mundhöhle solche Nischen aufweist, wird der Zahnarzt zunächst einmal versuchen, diese Nischen zu entfernen,* indem er z. B. Füllungen austauscht, die den Bakterien besonders viele Rückzugsmöglichkeiten bieten, oder überstehende Füllungsränder entfernt. Denn solange die Bakterien sich in solchen Bereichen ungehindert vermehren können, lässt sich Karies nur schwer vermeiden.

Gibt es Anzeichen für Karies?

In der modernen Zahnheilkunde sucht man nicht mehr nur nach „Löchern", also fortgeschrittener Karies. *Der Zahnarzt untersucht auch, ob der Zahnschmelz an einigen Stellen angegriffen ist.* Solche Stellen sehen kreidig weiß aus, also heller als der Zahn sonst, und wenn sie mit einem Luftbläser getrocknet werden, glänzen sie nicht. Sie sind ein Alarmzeichen und bedeuten ein hohes Kariesrisiko.

Wieviel Plaque haftet an Ihren Zähnen?

Je mehr belagbildende Bakterien, vor allem Mutansstreptokokken, in Ihrem Mund vorkommen, desto mehr Belag (Plaque) setzt sich auf den Zähnen fest. Selbst bei guter Mundhygiene ist es dann oft nicht mehr möglich, alle Plaque restlos von den Zähnen zu entfernen. *Durch Anfärben der Plaque kann die Prophylaxehelferin die Problemzonen in Ihrem Mund sichtbar machen.* Daraus wird der sogenannte „Plaque-Index" errechnet.

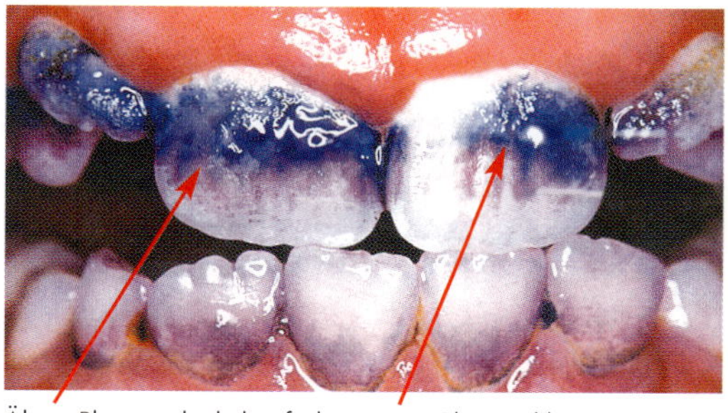

Ältere Plaque: dunkel gefärbt, neuere Plaque: lila-rot

DER KARIESRISIKOTEST – VORHERSAGE FÜR IHRE GESUNDHEIT

Mit Hilfe des Kariesrisikotests kann man feststellen, ob und wie viele karieserzeugende Bakterien in Ihrer Mundhöhle vorkommen. Für den Test kauen Sie etwa fünf Minuten lang auf einem geschmacksneutralen Kaugummi und sammeln den dabei entstehenden Speichel in einem Becher. Durch das Kauen werden eventuell vorhandene Bakterien von der Zahnoberfläche gelöst und mit dem Speichel ausgespuckt. *Bei Kleinkindern kann man den Speichel mit einem Holzspatel als Abstrich aus dem Mund entnehmen.*

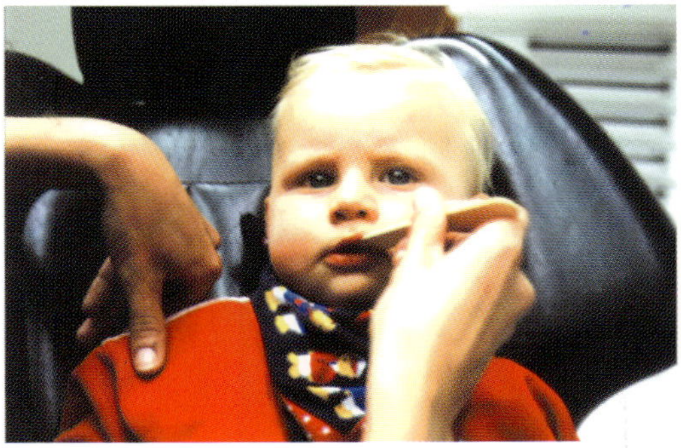

Speichelentnahme bei einem Kleinkind.

Die Anzahl der Bakterien im Speichel

Der Speichel wird dann auf einen speziellen Nährboden gegeben und bebrütet. Nach 48 Stunden kann der Zahnarzt sehen, ob im Speichel karieserzeugende Bakterien vorhanden sind und, falls ja, in welcher Menge. Je mehr Mutansstreptokokken oder Laktobazillen in Ihrem Speichel gefunden wurden, desto höher ist das Kariesrisiko.

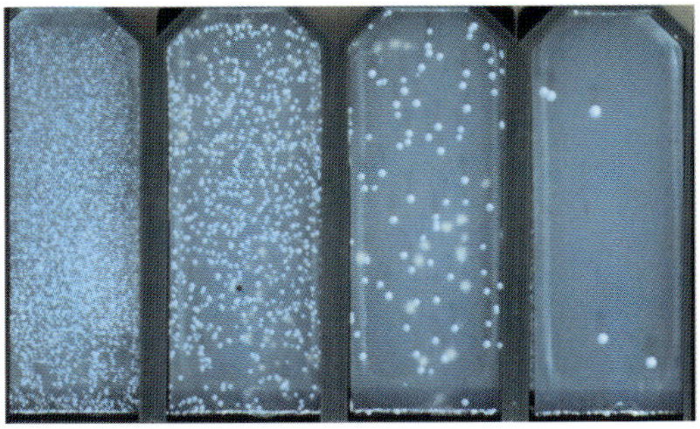

Sichtbar gemachte Kariesbakterien (Mutansstreptokokken) auf einem Nährboden, jeder Punkt sind Millionen von Mutansstreptokokken.

Viele Bakterien bedeuten ein hohes Risiko, Karies zu entwickeln; wenige oder gar keine Bakterien ein geringes bzw. gar kein Risiko.

Die Speichelmenge und -qualität

Gleichzeitig mit der Bakterienzahl wird auch die Speichelmenge bestimmt, die Sie in den fünf Minuten kauend produziert haben. Je mehr Speichel die Zähne umspült, desto besser ist dies für die Zahngesundheit.

Tipp: Kräftiges Kauen erhöht den Speichelfluss. „Kauaktive" Nahrung ist deshalb besser für die Zähne als weiche Nahrung.

Und der Speichel kann noch mehr. Die so genannte „Pufferkapazität" des Speichels sorgt dafür, dass der Speichel die gefährlichen, die Zahnsubstanz zerstörenden Säuren neutralisieren kann. Ist diese Fähigkeit des Speichels bei Ihnen zu schwach ausgeprägt, ist Ihr Risiko, Karies zu entwickeln, entsprechend höher.

Der Kariesrisikotest bietet eine Momentaufnahme der Speichelqualität. Veränderte Lebensumstände, viel Stress oder Ärger beeinflussen auch die Qualität des Speichels. Erst der Verlauf über Jahre zeigt, wie sich das Kariesrisiko verändert. *Der Kariesrisikotest sollte deshalb regelmäßig wiederholt werden,* zumindest alle zwei Jahre, um zu sehen, ob die Faktoren für Ihre Mundgesundheit auch weiterhin günstig sind, und falls nicht, um rechtzeitig gegensteuern zu können.

Was hat es mit dem pH-Wert auf sich?

Wir haben es oben schon angedeutet: Nicht die Bakterien selbst zerstören Ihre Zahnsubstanz, sondern die Stoffwechselprodukte dieser Bakterien. Einfach ausgedrückt „fressen" die Bakterien Zucker und scheiden Säuren wieder aus. Diese Säuren aber machen dem Zahnschmelz zu schaffen – sie lösen die Zähne langsam auf. Mit dem pH-Wert misst man die Konzentration an Säure. *Je niedriger der pH-Wert in der Plaque und im Speichel ist, desto stärker sind Ihre Zähne gefährdet.* Bei schon lange bestehender Plaque können schon ganz geringe Mengen Zucker niedrige pH-Werte im Mund erzeugen und Ihren Zähnen schaden.

Natürliche Regeneration bei neutralem pH-Wert

Wenn die Säure nur eine kurze Zeit wirkt und rasch wieder ein neutraler pH-Wert im Mund erzeugt werden kann, nimmt der Zahn aus dem Speichel die entzogenen Mineralstoffe wieder auf. Natürlich nur, wenn keine Plaque mehr auf den Zähnen ist und der Speichel die Zähne auch richtig umspülen kann. Bleibt die Plaque aber auf der einmal entkalkten Stelle liegen, kann sich der Zahn auch nicht wieder regenerieren. Die Entkalkung des Zahnes schreitet immer weiter fort, die Zahnsubstanz wird zerstört, und es entsteht ein Defekt. Zunächst ist es eine poröse Stelle und schließlich ein „Loch".

Kaugummi kauen für den richtigen pH-Wert

Zuckerfreie, insbesondere Xylit-haltige Kaugummis sorgen für einen neutralen pH-Wert im Mund. So können Sie und Ihre Kinder sogar „naschend" etwas für Ihre Mundgesundheit tun.

Mit zuckerfreien – am besten rein Xylit-haltige – Kaugummis tun Sie Ihren Zähnen Gutes! Kauen zuckerfreier Kaugummis fördert die Speichelproduktion und sorgt für den richtigen pH-Wert in Ihrem Mund. Die Zähne werden doppelt geschützt.

Darüber hinaus bewirkt Xylit im Kaugummi, dass sich die Kariesbakterien nicht mehr weiter vermehren können. Xylit also ist ein „süßer" Wirkstoff gegen die Karies.

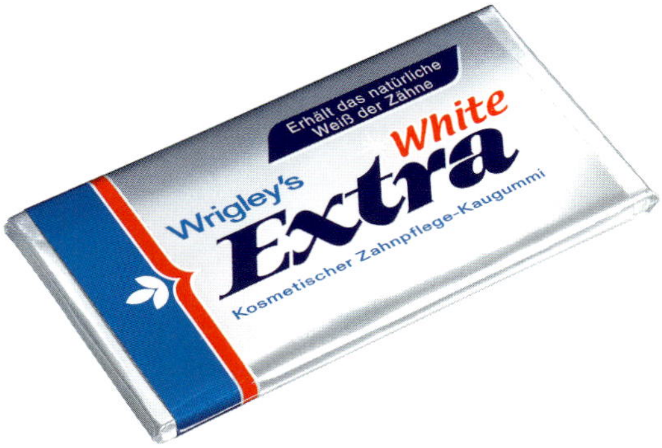

Zuckerfreie Kaugummis, die ausschließlich Xylit enthalten und die Mundgesundheit fördern.

WAS KÖNNEN SIE ZUR VORSORGE BEITRAGEN?

Wie können Sie dafür sorgen, die Plaque möglichst effizient zu entfernen, und daran mitarbeiten, Ihre Zähne gesund zu erhalten? Ihr wichtigster Beitrag ist eine gute Mundhygiene und eine bewusste Ernährung; Ihr Handwerkszeug: Zahnbürste und Zahnseide. Und bleiben Sie bei der Stange, besuchen Sie regelmäßig die Prophylaxesitzungen bei Ihrem Zahnarzt. Auch wenn dies eine so genannte „individuelle Gesundheitsleistung" ist, die die Kassen nicht bezahlen: Kosten und Mühe lohnen sich, denn sie sparen höhere Kosten und größere Mühen in der Zukunft.

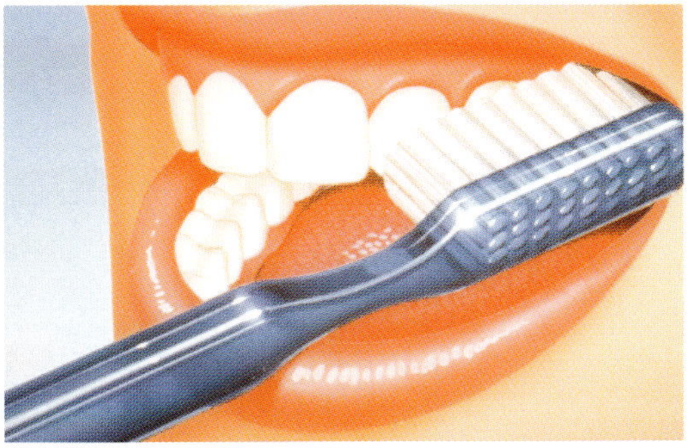

Schon mit einer effizienteren Putzmethode können Sie Ihr Karies- und Parodontitisrisiko senken.

Wie Sie Ihre Zähne effizient reinigen?

Zähneputzen kann doch jedes Kind! Wozu braucht man da denn eine Anleitung. So denken die meisten, und doch gibt es viele Tipps und Tricks, die Ihnen eine gute Mundhygiene deutlich leichter machen. Der zahnschädliche Säureangriff kann nur in der Plaque stattfinden. Deshalb ist eine gute Mundhygiene, mit der die Plaque so gründlich wie möglich entfernt wird, ein ganz wichtiger Beitrag für Ihre Zahngesundheit. Prophylaxeorientierte Zahnärzte beschäftigen in aller Regel Prophylaxe-Assistentinnen. Sie sind speziell geschult und können Ihnen zeigen, welche Putztechnik für Sie am geeignetsten ist. Meistens geht eine professionelle Zahnreinigung mit einer solchen Anleitung für eine effiziente Mundhygiene einher. Danach macht das Zähneputzen wieder richtig Spaß.

Ob enge oder weite Zahnzwischenräume, ob manuell mehr oder weniger geschickt – einige Dinge sollten Sie in jedem Fall beachten.

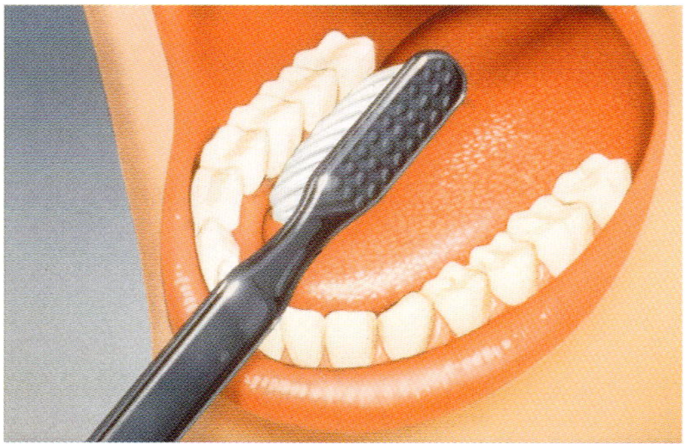

Schon mit einer effizienteren Putzmethode können Sie Ihr Karies- und Parodontitisrisiko senken.

Wie Sie mit der Zahnbürste richtig putzen?

Wenn die Mundhygiene mit Zahnseide die „Kür" ist, so ist das Zähneputzen mit der Bürste die „Pflicht" im Zahnerhaltungsprogramm. *Schon allein mit einer effizienteren Putzmethode können Sie Ihr Karies- und Parodontitisrisiko senken.* Halten Sie sich an die folgenden Regeln:

- Verwenden Sie keine allzu harte Zahnbürste.
- Benutzen Sie nur Ihre eigene Zahnbürste.
- Der Kopf der Zahnbürste sollte möglichst kurz sein, damit Sie auch den Backenzahnbereich gut reinigen können. Das Borstenfeld sollte nicht breiter sein als 2–3 Zähne.
- Nach 6–8 Wochen sollten Sie Ihre Zahnbürste oder den Bürstenkopf auswechseln. Die Borsten sind dann nicht mehr elastisch genug. Der Kunststoff wird spröder, und es kommt mehr und mehr zu bakterieller Besiedelung der Borsten.
- Schrubben Sie nicht waagrecht, also quer zu den Zähnen, sondern bürsten Sie die Zähne vertikal, vom Zahnfleisch weg in Richtung Kaufläche. Sie können die Zahnbürste auf dem Zahn auch in kleinen Kreisbahnen führen.
- Drücken Sie mit der Zahnbürste nicht zu fest auf. Die Gefahr, gesunde Zahnsubstanz „wegzubürsten" ist größer, als man annimmt. Auch dem Zahnfleisch kann allzu festes Bürsten schaden.
- Putzen Sie immer in derselben Reihenfolge, also z.B. erst innen, dann außen, dann auf den Kauflächen und immer von rechts oben bis links unten. Wichtig ist, dass Sie keinen Zahn vergessen. Am besten, Sie beginnen an

den Stellen, die Sie mit der Zahnbürste am schlechtesten erreichen, denn auch beim Zähneputzen lässt die Konzentration nach.

- Versuchen Sie jeden Zahn einzeln zu putzen – das hilft, damit man auch wirklich keinen vergisst.

- Es ist umstritten, ob der Zeitpunkt des Putzens wichtig ist. Zweimal am Tag sollten Sie Ihre Zähne auf jeden Fall reinigen, einmal davon vor dem Schlafengehen. Denn in der Nacht fließt weniger Speichel, und die Selbstreinigungsfunktion setzt weitgehend aus. In dieser Zeit kann deshalb auf ungereinigten Zähnen besonders leicht Plaque gebildet werden.

- Putzen Sie Ihre Zähne nicht direkt nach dem Genuss extrem saurer Speisen und Getränke oder wenn Sie sich erbrochen haben. Spülen Sie den Mund dann nur mit Wasser aus oder kauen Sie einen zuckerfreien (am besten einen Xylit-haltigen) Kaugummi. Der Grund ist ganz einfach: Die Säure greift die Zahnoberfläche an und macht sie weicher. Geht man mit der Zahnbürste an solche Oberflächen, bürstet man gesunde Zahnsubstanz ab. Damit kann man die Zähne auf Dauer schädigen. Erst wenn im Mund wieder ein neutraler pH-Wert erreicht ist, also etwa nach einer halben bis einer Stunde oder nachdem Sie einen zuckerfreien Kaugummi gekaut haben, tun Sie Ihren Zähnen wieder Gutes mit der Zahnbürste.

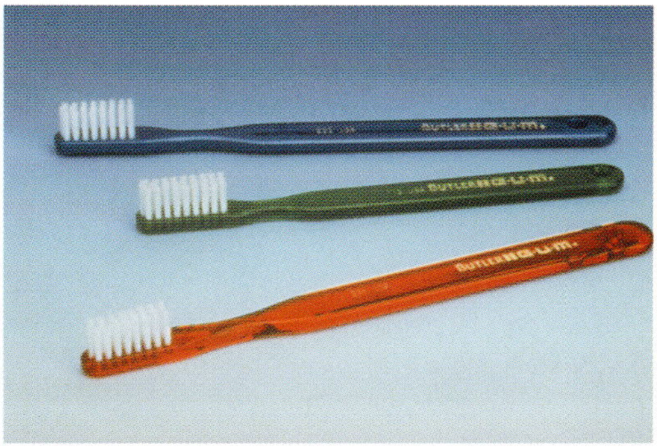

Wichtig ist ein kurzer Bürstenkopf, der es gestattet, alle Zähne bequem an allen Zahnflächen zu erreichen.

Wie Sie die Zahnzwischenräume am besten reinigen?

Nun sind wir bei der „Kür" der Mundhygiene. Die Zahnzwischenräume sind besonders schwer zu reinigen, selbst bei einem „optimalen" Gebiss.

Es erfordert manuelles Geschick und etwas Geduld. *Die Handhabung von Zahnseide sollten Sie sich von der Prophylaxehelferin zeigen lassen* – meist führt das zu einem Aha-Effekt, und man tut sich anschließend sehr viel leichter. Die folgenden Tipps können Ihnen fürs Erste schon einmal helfen:

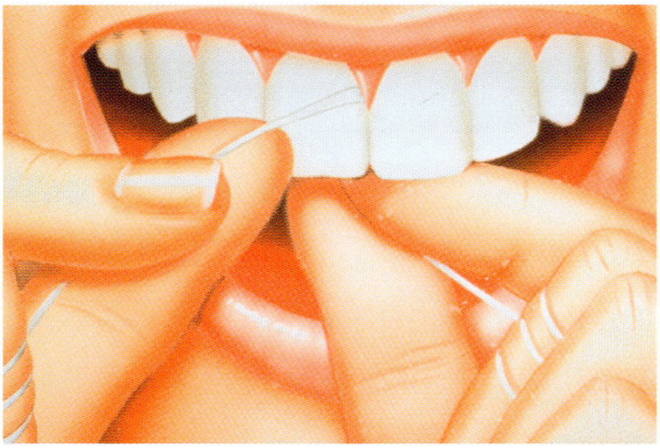

Lassen Sie sich den Gebrauch der Zahnseide von der Prophylaxehelferin erklären!

- Reinigen Sie die Zahnzwischenräume bei engen Zwischenräumen mit Zahnseide oder bei weiten Zwischenräumen mit einem Zahnzwischenraumbürstchen.

- Verwenden Sie, wenn möglich, ungewachste Zahnseide. Bei gewachster Zahnseide können Wachsreste zwischen den Zähnen hängen bleiben – das sind ideale Stellen, an denen sich Plaque anheften kann.

- Verwenden Sie die Zahnseide möglichst vorsichtig. Wickeln Sie die Enden mehrmals um die Mittelfinger der rechten und linken Hand, so können Sie die Zahnseide am besten führen. Drücken Sie sie nicht mit hoher Kraft durch die Zähne – Sie verletzen sonst leicht das Zahnfleisch. Wenn Sie die Zahnseide zwischen den Zähnen hin- und herziehen, gleitet sie langsam und ohne Verletzungsgefahr in den Zahnzwischenraum.

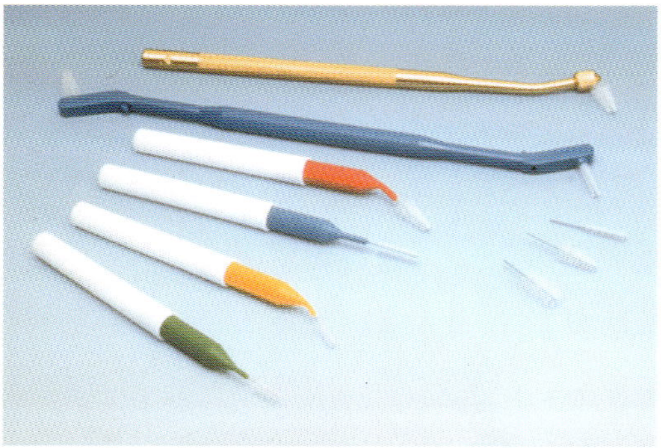

Anstelle von Zahnseide können in bestimmten Fällen auch so genannte Zahnzwischenraumbürsten verwandt werden. Diese liegen in vielen unterschiedlichen Größen vor. Fragen Sie Ihren Zahnarzt. Er wird Ihnen die richtige Größe der Bürste aussuchen und den Umgang damit erklären!

- Bewegen Sie nun die Zahnseide langsam und eng am Zahn einige Male auf und ab, damit sämtliche Ablagerungen entfernt werden.

- Wickeln Sie die Zahnseide vom einen Mittelfinger auf den anderen stückweise ab, so dass alle zwei bis drei Zähne ein neues Stück Zahnseide eingeführt wird.

- Bleiben Sie an manchen Zahnzwischenräumen mit der Zahnseide so hängen, dass sie dabei auffasert, machen Sie Ihren Zahnarzt darauf aufmerksam. Denn an solchen Stellen kann sich die Plaque und damit die Bakterien besonders gut halten.

- Zahnseide sollten Sie vor dem Zähneputzen mit der Zahnbürste benutzen. Mit der Zahnseide lösen Sie Ablagerungen und Plaquereste aus den Zahnzwischenräumen, die Sie beim anschließenden Zähneputzen mit ausspülen können.

- Zahnseide müssen Sie nicht vor jedem Zähneputzen verwenden. Es genügt, wenn sie die Zahnzwischenräume abends reinigen. Wenn Sie Schwierigkeiten haben, mit Zahnseide richtig umzugehen, lassen Sie es sich beim nächsten Besuch von der Prophylaxehelferin nochmals zeigen.

Was Sie bei der Ernährung beachten können

Welchen Einfluss hat die Ernährung auf die Gesundheit der Zähne? – Die Frage lässt sich leicht beantworten: *Die richtige Ernährung trägt ganz entscheidend zur Zahngesundheit bei.* Kommt zu einer falschen Ernährung mit viel Zucker auch noch eine schlechte Mundhygiene, sind kaputte Zähne vorprogrammiert.

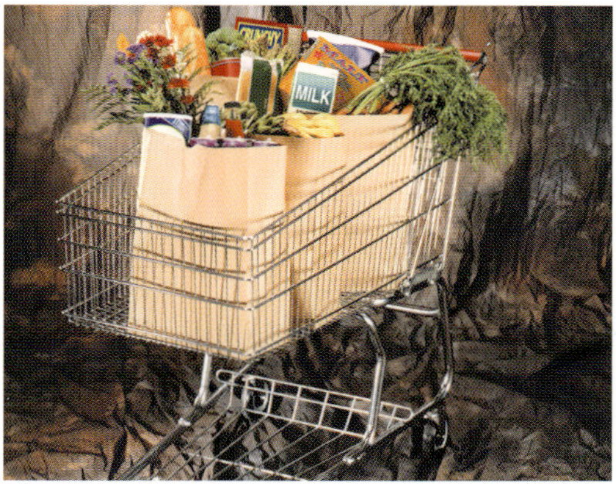

Durch kräftiges Kauen und vitaminhaltige Nahrung erhalten Sie Ihre Zähne gesund.

Bevorzugen Sie Nahrung, die man kräftig kauen muss

Achten Sie bewusst darauf, was und wann Sie essen und vermeiden Sie vor allem zuckerhaltige Speisen. *Essen Sie möglichst viel harte und frische Nahrung,* wie Frischobst und -gemüse, Salate, grobes Brot usw., also Speisen, die Sie kräftig kauen müssen. Das hält die Zähne gesund und fördert ihre Selbstreinigung, weil mehr Speichel produziert wird. Für Kinder und Jugendliche hat dies einen weiteren positiven Effekt: Das kräftige Kauen fördert eine gesunde Kieferbildung.

Je öfter Zucker, desto mehr Karies

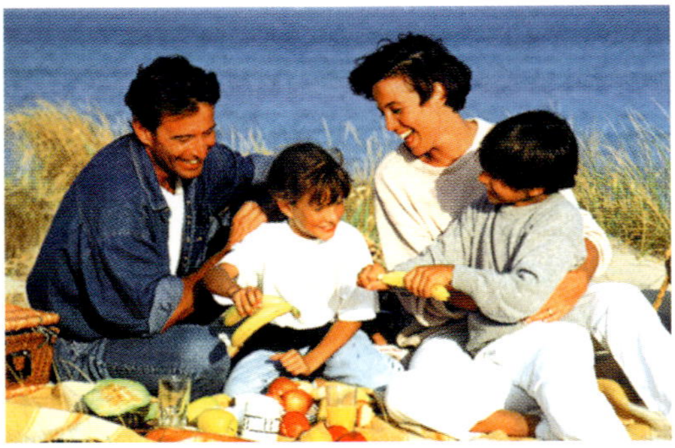

Tipp: Essen Sie lieber einmal am Tag etwas mehr Süßigkeiten, als über den Tag verteilt immer mal wieder ein wenig zu naschen. Denn: je öfter Zucker – desto mehr Karies.

Vor allem Süßigkeiten schaden den Zähnen. Viele Süßigkeiten verursachen auch viel Karies. Denn Mutansstreptokokken können nur Plaque bilden, wenn sie ausreichend mit Zucker ernährt werden. Nur in der Plaque können die Bakterien Säure aus Zucker bilden: je mehr Zucker, desto mehr Plaque, desto mehr Säure.

Gilt also: je mehr Zucker, desto mehr Karies? – Ja und nein, richtiger wäre zu sagen: *Je öfter Zucker, desto mehr Karies.* Natürlich ist es nicht gut, viel Zucker zu essen. Noch gefährlicher aber ist es, oft zuckerhaltige Speisen oder Getränke zu sich zu nehmen. Wenn Sie eine Tafel Schokolade „auf einen Sitz" verzehren, ist das – zahnmedizinisch gesehen – besser als eine halbe Tafel über den ganzen Tag verteilt. (Was Ihre Figur und Ihre Allgemeingesundheit zu einer Tafel Schokolade pro Tag sagen, steht auf einem anderen Blatt.) Jeder Genuss von zuckerhaltigen Speisen und Getränken – also jede gezuckerte Tasse Kaffee oder Tee, jedes Glas Limonade oder Cola, jede Portion Ketchup – führt den Bakterien Nahrung zu. Je öfter dies geschieht, desto länger sind Ihre Zähne dem gefährlichen Säureangriff ausgesetzt und desto weniger Zeit haben die Zähne, sich wieder zu „härten". Auf längere Sicht wird der Zahnschmelz unwiederbringlich zerstört – ein „Loch" ist entstanden.

Achten Sie daher darauf, dass Sie Ihren Zähnen nicht mehr als drei bis fünf „Zuckerschübe" pro Tag zumuten. Auch der Zucker, den Sie bei den Hauptmahlzeiten zu sich nehmen, zählt natürlich dazu.

Tipp: Essen Sie lieber einmal am Tag etwas mehr Süßigkeiten, als über den Tag verteilt immer mal wieder ein wenig zu naschen. Denn: je öfter Zucker – desto mehr Karies.

Zucker ist in vielen Lebensmitteln versteckt

Doch Vorsicht! Zucker ist nicht nur in Süßigkeiten! Von vielen Nahrungsmitteln weiß man gar nicht, dass sie Zucker enthalten. Wussten Sie z. B., dass Essiggurken Zucker enthalten oder dass in Ketchup sogar extrem viel Zucker steckt? Vergessen Sie nicht, dass Sie mit vielen Getränken auch Zucker zu sich nehmen – z. B. Limonaden, Säfte, Eistee, gezuckerter Kaffee oder Tee. Sie werden auch auf der Packung keinen direkten Hinweis auf Zucker finden, denn die Hersteller müssen Zucker auf der Verpackung als „Kohlenhydrate" angeben.

Ob der Zucker in der Marmelade oder in den Essiggurken, im Honig oder im Apfelsaft, im Obst oder im Kaffee steckt, spielt für die Zahngesundheit eine Rolle: Je klebriger etwas ist, desto mehr schadet es in der Regel.

In der folgenden Tabelle haben wir den Zuckergehalt einiger Lebensmittel der entsprechenden Menge an Würfelzucker gegenübergestellt. So kann man sich viel besser vorstellen, wieviel Zucker tatsächlich drin steckt.

Lebensmittel	Zuckergehalt
3 Löffel Kakaopulver	4 Stück Würfelzucker
2 Gummibärchen	1 Stück Würfelzucker
1 Tafel Schokolade	19 Stück Würfelzucker
1 Dose Cola-Getränk	15 Stück Würfelzucker
1 Flasche Limonade	34 Stück Würfelzucker
1 Schokoriegel	19 Stück Würfelzucker

Auch Obst enthält Zucker – das ist natürlich kein Grund, Obst zu meiden. Im Gegenteil, Obst ist sehr wichtig für eine gesunde Ernährung, denn es enthält viele lebenswichtige Vitamine. Trotzdem ist es gut zu wissen, welche Obstsorten wieviel

Obstsorte	Zuckergehalt pro 100 g
Bananen	23,3 g
Trauben	13,6 g
Birnen	12,8 g
Äpfel	12,6 g
Aprikosen	12,3 g
Orangen	12,0 g
Kirschen	11,7 g
Pfirsiche	10,5 g
Zwetschgen	8,6 g
Mandarinen	7,5 g
Grapefruits	6,8 g
Heidelbeeren	5,8 g
Himbeeren	5,3 g
Erdbeeren	5,2 g

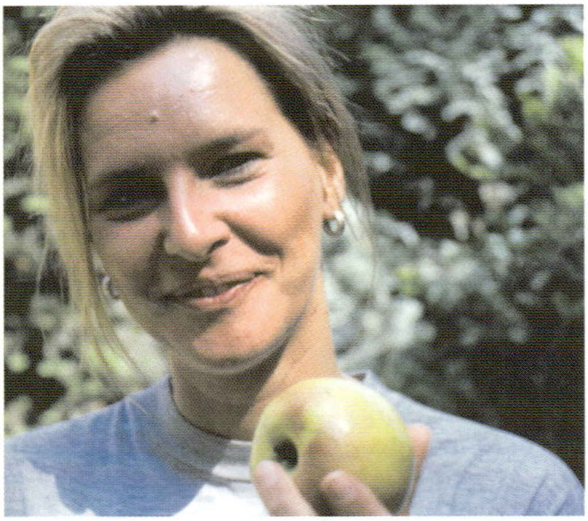

Ein knackiger Apfel muss keine Hürde sein...

Zucker enthalten. Bananen z. B. haben einen extrem hohen Zuckergehalt und bleiben auch noch leicht an den Zahnoberflächen haften. Als Zwischenmahlzeit, nach der man sich die Zähne nicht putzen kann, sind sie deshalb nicht so gut geeignet.

Beispiele für saure Nahrungsmittel	Nahrungsmittel mit „versteckten" Zuckern
Sauerkraut	Coca Cola
Zitrusfrüchte	Limonade
Spinat	Fruchtsäfte
Joghurt	Essiggurken
Rhabarber	Ketchup
Salatsoßen	Salatsoße
Coca Cola	Obst
Limonade	Müsli
Weine	Cornflakes
Fruchtsäfte	Frucht-Joghurt
	Knabbergebäck

Wie Sie die schädliche Wirkung von Zucker verringern können

Zucker kann man in unserer Zivilisation kaum grundsätzlich vermeiden. Das muss man auch gar nicht. Es gibt nämlich einige Tricks, mit denen man die schädliche Wirkung des süßen Genusses verringern kann:

- Trick 1
  Die Bakterien brauchen eine gewisse Zeit, um aus Zucker Säure zu machen – nutzen Sie diese Zeit zum Zähneputzen. Wenn Sie die Speisereste möglichst schnell und gründlich entfernen, geben sie den Bakterien auch kaum eine Chance, ihr Zerstörungswerk zu beginnen. Also: *Putzen Sie Ihre Zähne, wenn möglich, nach jedem Essen.* Wenn das nicht geht, spülen Sie den Mund gründlich mit Wasser aus.

- Trick 2
  Der Zahnschmelz wird von der Säure zerstört, weil der pH-Wert unter den Wert von 7 gesunken ist. Kauen Sie einen Kaugummi, der den pH-Wert in Ihrem Mund wieder auf ein neutrales Niveau bringt. Das können insbesondere zuckerfreie Kaugummis. Der Effekt wird noch weiter verstärkt, wenn Sie Kaugummis wählen, die Xylit enthalten. Xylit ist ein Zuckeraustauschstoff, der statt Zucker zum Süßen verwendet wird. Xylit wird aus Holz gewonnen und schmeckt nicht nur genauso süß wie Zucker, es wird auch von den Bakterien genauso gerne aufgenommen. Allerdings tun die sich keinen Gefallen damit, denn Xylit ist für sie unverdaulich und verhindert damit ihren Stoffwechsel. Gleichzeitig hemmt es das Wachstum und die Vermehrung karieserzeugender Bakterien. Xylit ist also der süße Wirkstoff gegen Karies. *Wer regelmäßig Xylit-Kaugummis kaut, kann damit die Bakterienanzahl in seiner Mundhöhle auf Dauer verringern.* Und damit sind wir auch schon bei:

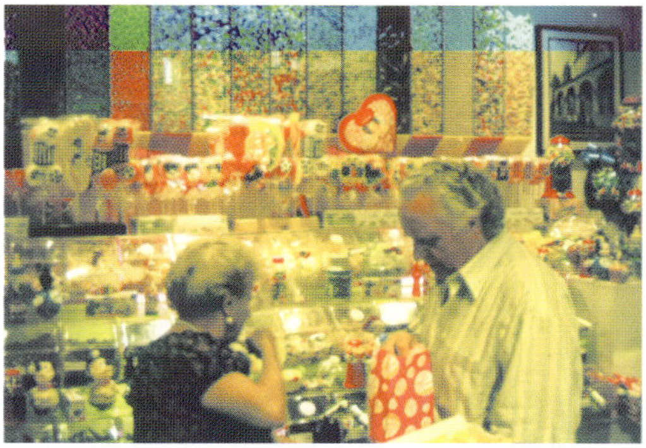

Vorsicht: Zucker

- Trick 3
  Verwenden Sie nicht nur Zucker, sondern daneben auch Zuckerersatzstoffe (Süßstoffe) oder Zuckeraustauschstoffe (z. B. Xylit). Auch damit kann man süßen.

- Trick 4
  Greifen Sie zu zuckerfreien Süßigkeiten. Viele davon sind mit dem Zahnmännchen-Symbol ausgestattet und damit relativ schnell zu erkennen.

- Trick 5
  Gönnen Sie sich lieber einmal am Tag den Genuss von Süßigkeiten, statt immer wieder in einen Schokoriegel zu beißen oder Bonbons zu lutschen. *Lieber einmal am Tag viel Süßes und danach die Zähne putzen, als auf den Tag verteilt immer wieder eine Kleinigkeit zu naschen.*

- Trick 6
  Verzichten Sie nicht plötzlich auf Zucker und Süßigkeiten – Sie werden es nicht lange durchhalten. *Aber Sie können über einen längeren Zeitraum hinweg immer weniger Zucker verwenden.* Wenn Sie vier Löffel Zucker für die Tasse Kaffee brauchen, probieren Sie es doch mal eine Zeit lang mit dreieinhalb Löffeln, dann mit 3 usw. So schleichen Sie sich ganz langsam aus dem zu hohen Zuckerkonsum. Wie süß einem die Speisen schmecken, ist nämlich vor allem Gewohnheit. Und der Gewohnheit geht man am besten langsam, aber stetig an den Kragen.

Doch nicht nur klebriges Naschwerk ist gefährlich. Auch kohlenhydratreiche Nahrung, die stark an den Zähnen haftet, fördert die Plaquebildung. Kartoffelchips z. B. setzen sich besonders dauerhaft in den Zähnen fest. Der Speichel hat dann genug Zeit, die Kohlenhydrate in Zucker umzuwandeln. Und schon hat ein neuer Zucker-Bakterien-Säure-Kreislauf begonnen.

Nach dem Genuss solcher Speisen sollten Sie deshalb auf jeden Fall bald die Zähne putzen und den Teufelskreis rechtzeitig unterbrechen.

Es sollte bei all den Hinweisen nicht der Eindruck erweckt werden, Essen „verschmutze" die Zähne. Das wäre ganz und gar falsch. *Denn eine gesunde Ernährung unterstützt nicht nur Ihre Allgemeingesundheit, sondern auch die Gesundheit Ihrer Zähne.* Ihre Zähne brauchen die Mineralien aus der Nahrung, und Ihr „Ökosystem" Mund braucht eine starke Immunabwehr – auch dafür ist die richtige Ernährung wichtig. Kräftiges Kauen tut dem Kiefer und letztlich auch den Zähnen gut, weil mehr Speichel gebildet wird. Trotzdem: Speisereste sollten möglichst rasch entfernt werden, da die meisten von uns karieserzeugende Bakterien im Mund haben, die daraus gefährliche Plaque und Säuren bilden.

WAS KANN IHR ZAHNARZT ZU IHRER ZAHNGESUNDHEIT BEITRAGEN?

Der erste Schritt einer prophylaxeorientierten Behandlung beim Zahnarzt ist der Kariesrisikotest und die genaue Untersuchung der Mundhöhle. Damit wird Ihr persönliches Kariesrisiko bestimmt. Die Diagnose ist gestellt. Jetzt geht es daran, Ihre Mundgesundheit aktiv zu fördern. Lebenslange Zahngesundheit ist nur erreichbar, wenn Patient und Zahnarzt gemeinsam daran arbeiten. Der Zahnarzt kann dazu eine ganze Menge beitragen. Er kann

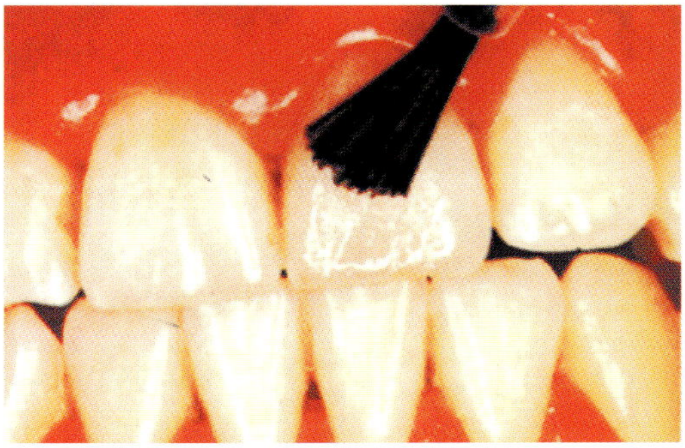

Auftragen eines antibakteriellen Lackes auf die Zähne.

- Tummelplätze für Bakterien entfernen,
- die Zähne in regelmäßigen Abständen professionell reinigen,
- Kauflächen versiegeln, damit die Zähne leichter sauber gehalten werden können,
- Lacke und Fluoride gezielt einsetzen, um die Zähne zu härten,
- mit Hilfe von Chlorhexidin Kariesbakterien abtöten,
- durch Kariesrisikotests und regelmäßige Prophylaxesitzungen auf Veränderungen Ihres Kariesrisikos sofort reagieren.

Tummelplätze für Bakterien entfernen

Es wurde bereits erwähnt, dass zuallererst einmal überflüssige Nischen in Ihrer Mundhöhle entfernt werden sollten. Denn alle Prophylaxe greift nicht, wenn man die Anzahl an kariesfördernden Bakterien nicht deutlich verringern kann. Und das gelingt nur, wenn man überflüssige Nischen entfernt, in denen sie sich sonst besonders ungestört

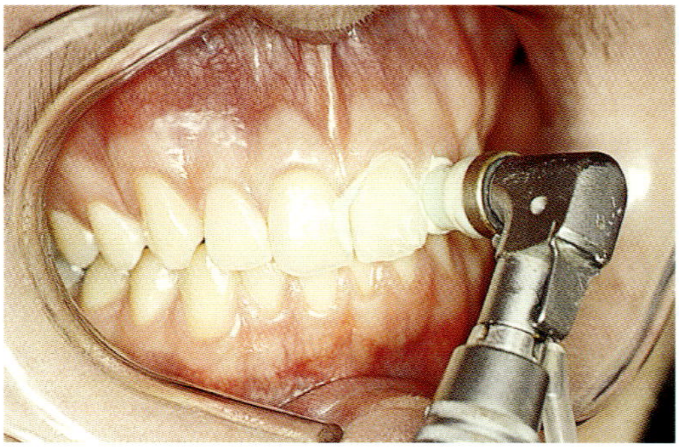

Zu einer effektiven Karies- und Parodontitisprophylaxe gehört eine regelmäßige professionelle Reinigung.

vermehren könnten. Amalgam-Füllungen neigen beispielsweise dazu, solche Nischen zu bilden. Wenn dies tatsächlich so ist, sollten Sie sie unter Umständen besser entfernen lassen.

Zähne professionell reinigen

Zu einer effektiven Karies- und Parodontitisprophylaxe gehört eine regelmäßige professionelle Reinigung. Warum? Genügt die häusliche Mundhygiene nicht? – Sie genügt leider tatsächlich nicht, auch wenn Sie Ihre Zähne noch so gründlich putzen und mit Zahnseide oder Zwischenraumbürstchen arbeiten.

Gesunde Zähne haben mikroskopisch kleine Vertiefungen an den Kauflächen, die so genannten Fissuren. Die dicken Borsten der Zahnbürste reichen dafür nicht aus. Auch für die Zahnzwischenräume und am Zahnfleischrand ist die häusliche Mundhygiene nicht ausreichend – trotz Zahnseide. An diesen Stellen können die bakteriellen Beläge ungestört liegen bleiben und mit Hilfe der Mineralstoffe aus dem Speichel langsam verkalken. Es entsteht Zahnstein. Zahnstein kann mit häuslicher Mundhygiene nicht mehr entfernt werden. Das kann nur der Zahnarzt. Er hat ganz andere Mittel zur Verfügung als Sie zu Hause und kann Ihre Zähne gründlich aber schonend reinigen.

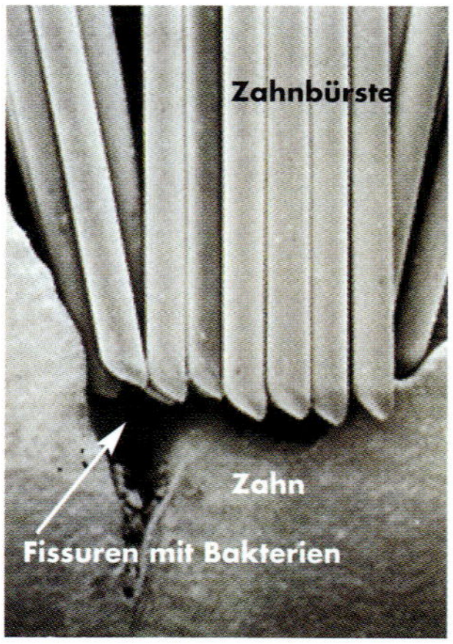

Starke Vergrößerung einer Zahnbürste auf einer Kaufläche.

Versuchen Sie niemals mit harten oder gar spitzen Instrumenten Zahnstein zu entfernen! Sie verletzen dabei notgedrungen natürliche gesunde Zahnsubstanz, die nicht wieder herzustellen ist.

Was passiert bei einer professionellen Zahnreinigung?

Die professionelle Reinigung der Zähne ist eine der wichtigsten Maßnahmen der Vorsorge. Sie umfasst viel mehr als nur die Entfernung von Zahnstein und das Polieren der Zähne. Bakterielle Beläge werden gründlich entfernt. Das schützt die Gesundheit Ihres Zahnfleisches und verhütet gleichzeitig erfolgreich Parodontitis. Zunächst wird der Zahnstein entfernt, dann die Plaque und eventuelle Verfärbungen der Zähne durch Tee, Kaffee, Rauchen usw. Am Schluss werden die Oberflächen der Zähne poliert, damit sie möglichst glatt werden und die Bakterien sich nicht so leicht wieder festsetzen können. Das hat außerdem einen wunderbaren Nebeneffekt, denn Ihre Zähne haben nach einer professionellen Reinigung wieder ihre natürliche Farbe, und unschöne Verfärbungen sind verschwunden. Die professionelle Zahnreinigung tut nicht weh, macht aber die Zähne weiß und hält das Zahnfleisch gesund. *Genießen Sie das Gefühl sauberer Zähne und eines strahlenden Gebisses.*

Wann ist eine professionelle Zahnreinigung nötig?

Wie oft Sie Ihre Zähne professionell reinigen lassen sollten, hängt von Ihrem Gebissbefund ab, von den Ergebnissen des Kariesrisikotests, von Ihrer Neigung zur Bildung von Zahnstein und davon, wie geschickt Sie bei der häuslichen Mundhygiene sind. Ungewöhnliche Zahnstellungen z. B. erschweren die häusliche Hygiene und brauchen deshalb eine intensivere Betreuung in der Praxis. Ein hoher Zuckerkonsum macht eine professionelle Zahnreinigung ebenfalls häufiger notwendig. Je mehr und je häufiger Sie Zucker zu sich nehmen, umso üppiger füttern Sie Ihre Bakterien. Essen Sie viel Zucker, so haben Sie auch viele Bakterien, die entsprechend mehr Plaque bilden. Je mehr Plaque sich aber gebildet hat, desto weniger wird es gelingen, sie durch häusliche Mundhygiene komplett zu entfernen. Wenn all diese Risikofaktoren nicht zutreffen, genügt es in der Regel, sich die Zähne ein- bis zweimal im Jahr professionell reinigen zu lassen. Ist Ihr individuelles Kariesrisiko besonders hoch, sind auch professionelle Reinigungen häufiger erforderlich.

Individuelle Bedingungen und Ihr persönliches Verhalten bestimmen die Häufigkeit und die Intensität der Vorsorgesitzungen.

Eine professionelle Zahnreinigung müssen Sie aus eigener Tasche bezahlen. Noch übernehmen die Kassen diese Leistung nicht. Sie gilt als individuelle Gesundheitsvorsorge. Doch die Investition kann sich trotzdem lohnen – nicht nur aus zahnmedizinischen und ästhetischen, sondern auch aus finanziellen Gründen. Denn wenn Sie sich ein gesundes Gebiss erhalten, brauchen Sie später auch keinen Zahnersatz, und die viel teureren Zuzahlungen entfallen. Investieren Sie lieber regelmäßig kleinere Summen in Ihre Zahngesundheit, statt später hohe Rechnungen bezahlen zu müssen, denen auch noch Schmerzen und Unannehmlichkeiten vorausgehen. Investieren Sie in Ihre Gesundheit.

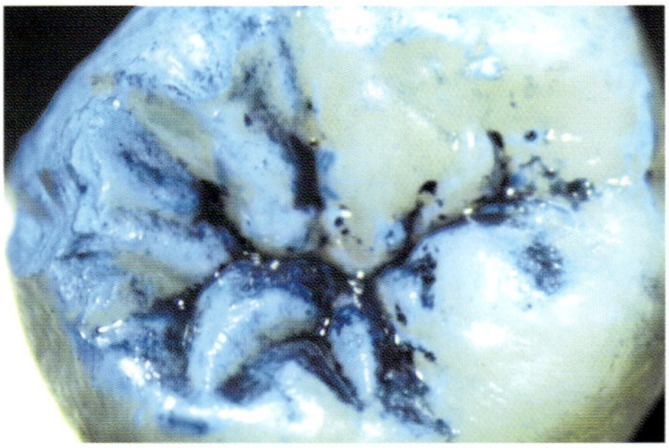

Sichtbar gemachte Kariesbakterien (blaue Punkte) auf einer Kaufläche.

Kauflächen versiegeln

Bei Kindern mit den ersten bleibenden Zähnen und Jugendlichen, aber auch manchmal bei Erwachsenen ist es sinnvoll, wenn der Zahnarzt die Kauflächen der Backenzähne „versiegelt".

Schulkinder und pubertierende Jugendliche haben meist wenig Interesse an Mundhygiene, essen aber besonders viel Schokolade und andere Süßigkeiten. Die Kauflächen der Backenzähne mit ihren winzig kleinen Vertiefungen (Fissuren), die mit der Zahnbürste nicht erreicht werden können, sind ein wunderbarer Tummelplatz für Bakterien. Bei bleibenden Zähnen entsteht die erste Karies deshalb fast immer an diesen Stellen.

Mit einem speziellen Lack kann man diese besonders gefährdeten Stellen vor Säureangriffen schützen. Die Fissuren werden mit dem Lack aufgefüllt, und es entsteht eine glatte Oberfläche, die leicht zu reinigen ist. Die Versiegelung wird bei jeder Prophylaxesitzung überprüft und eventuell ausgebessert oder erneuert. Auf diese Weise kann die Kaufläche eines Zahnes ein Leben lang vor Karies geschützt werden.

Lacke, die den Zahn härter machen

Sollte Ihre Zahnhartsubstanz bereits durch Säuren angegriffen, aber noch nicht zerstört sein, kann der Zahnarzt die natürliche Fähigkeit der Zähne, verlorene Mineralien und Kalk wieder einzulagern, ganz gezielt unterstützen. Dabei helfen Fluoride. Der angegriffene Schmelz zieht Fluoride sozusagen an – er benutzt sie als Bausteine, um wieder einen festen Schutzwall gegen Säure zu errichten.

Fluoride im Kampf gegen Bakterien

Fluoride „härten" den Zahnschmelz. Je öfter ein Zahn im Laufe seines Lebens mit Fluoriden in Berührung kommt, desto geringer wird für ihn das Risiko, an Karies zu erkranken. Doch Fluoride leisten noch mehr: Sie erschweren durch ihre oberflächenaktive Wirkung das Anheften von Bakterien auf der Zahnoberfläche. Und sie hemmen auch noch den Stoffwechsel und damit die Vermehrung der Bakterien. Fluoride verzögern also die Entstehung von Plaque.

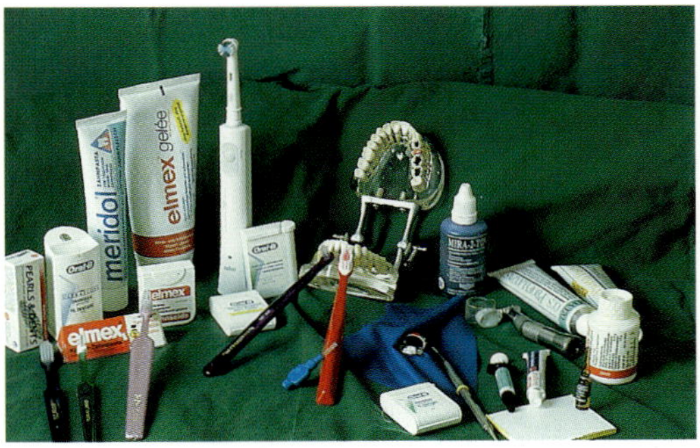

Bis zum 6. Lebensjahr werden Kinderzahnpasten verwendet. Sie sollten 0,05 % Fluorid enthalten. Zahnpasten für Erwachsene enthalten bis zu 0,15 % Fluorid.

Die einfachste Art, Fluoride mit dem Zahnschmelz in Kontakt zu bringen, ist das tägliche Zähneputzen, denn fast alle Zahnpasten enthalten Fluoride. Zwei- bis dreimal tägliches Zähneputzen mit fluoridhaltigen Zahnpasten gibt dem Zahnschmelz die Möglichkeit, durch Säuren angegriffene Stellen wieder fit zu machen. Nach dem Zähneputzen bleiben geringe Mengen an Fluoriden im Mund zurück. Sie können auch lange nach dem Zähneputzen noch schützend auf den Zahnschmelz wirken. Trinkwasser und etliche Nahrungsmittel enthalten ebenso Fluoride. Achten Sie darauf, mit fluoridiertem Speisesalz zu kochen.

Tipp: Spülen Sie nach dem Zähneputzen Ihren Mund nur wenig oder gar nicht aus. So können Sie ausreichende Mengen an Fluoriden in der Mundhöhle zurückbehalten.

Ob und in welcher Form zusätzlich Fluoride zugeführt werden sollen, entscheidet der Zahnarzt je nach Sachlage, denn bei Fluoriden kommt es ganz besonders auf die richtige Dosierung an. Es gibt Fluorid-Spülungen, Fluoridlacke, Fluorid-Gele oder auch Fluoridtabletten.

Chlorhexidin anwenden

Sie kennen es vielleicht: Sie haben Ihre Zähne immer gut geputzt und trotzdem neue Karies bekommen. Wenn Ihr persönliches Kariesrisiko sehr hoch ist, kann tatsächlich mit guter Mundhygiene und der Anwendung von Fluoriden allein Karies nicht verhindert werden.

Wenn sehr viele Bakterien vorhanden sind und das Kariesrisiko extrem hoch ist, kann Chlorhexidin helfen. Zwei Wochen lang tägliche Spülungen mit einer Art Chlorhexidin-Mundwasser oder die Verwendung eines Chlorhexidingels statt Zahnpasta helfen, die Bakterienzahl erst einmal stark zu verringern. Und dann sind Sie dran: Mit einer effizienteren Mundhygiene und einem bewussteren Ernäh-

Dr. M. Mustermann
Zahnarzt
Musterstraße 120
47011 Musterstadt
Tel. 01 23/45 67 89
Fax 01 23/45 67 89

Dr. M. Mustermann · Zahnarzt · Musterstraße 120 · 47011 Musterstadt

Bearbeiterin: Datum:

Frau ____________

☐ Wir haben für Dich einen Prophylaxe-Termin reserviert bei Frau ____________

____________ Tag/Datum ____________ Uhrzeit

☐ Bitte vereinbaren Sie einen Prophylaxe-Termin für den Monat ____________ bei Frau ____________

☐ Ein Speicheltest ist erforderlich. (Bitte vorher ca. 2 Stunden nicht essen/trinken/zähneputzen)

☐ Du hast gleichzeitig auch einen Termin bei Herrn Dr. Mustermann.

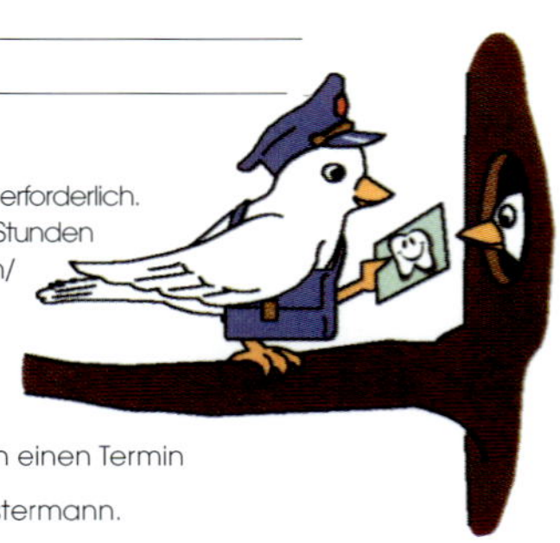

rungsverhalten können Sie Ihr Kariesrisiko auf kleinem Niveau halten.

Für einzelne Stellen im Mund, an denen sich trotz guter Mundhygiene immer wieder Plaque ansammelt, gibt es noch eine Art Geheimwaffe: Die Prophylaxehelferin trägt Lacke, die Chlorhexidin enthalten, auf diese Stellen auf. Die Lacke härten auf der Zahnoberfläche aus und verhindern für längere Zeit, dass sich erneut Bakterien ansiedeln können.

Regelmäßig betreuen

Es ist mit vielen Dingen im Leben so: die Gewohnheit schleift ab – wie sorgfältig Sie Ihr neues Fahrrad zu Beginn auch behandeln, mit der Zeit wird man nachlässiger, ohne es recht zu merken. Mit dem Zähneputzen ist es nicht anders. Man nimmt sich nach einem Zahnarztbesuch zwar vor, auch an die hinteren oberen Backenzähne zu denken, doch bald hat man wieder die alte nachlässige Putztechnik – und man ist sich dessen nicht einmal bewusst.

Beispiele von Recallkarten
für Kinder und Erwachsene

Dr. M. Mustermann
Zahnarzt
Musterstraße 120
47011 Musterstadt
Tel. 01 23/45 67 89
Fax 01 23/45 67 89

Dr. M. Mustermann · Zahnarzt · Musterstraße 120 · 47011 Musterstadt

Bearbeiterin: Datum:

Frau ____________

☐ Wir haben für Sie einen Prophylaxe-Termin

reserviert bei Frau ____________

____________ Tag/Datum ____________ Uhrzeit

☐ Bitte vereinbaren Sie einen Prophylaxe-Termin

für den Monat ____________

bei Frau ____________

☐ Ein Speicheltest ist erforderlich. (Bitte vorher ca. 2 Stunden nicht essen/trinken/zähneputzen)

☐ Sie haben gleichzeitig auch einen Termin bei Herrn Dr. Mustermann.

Die Zeit ist reif für Prophylaxe

Es wäre ein Wunder, wenn es Ihnen nicht auch schon so gegangen wäre. Hier hilft Ihnen das Prophylaxeteam Ihrer Zahnarztpraxis. In den regelmäßig stattfindenden Prophylaxesitzungen wird nicht nur eine professionelle Zahnreinigung durchgeführt, Sie werden auch auf ungünstige Gewohnheiten aufmerksam gemacht, die sich vielleicht eingeschlichen haben. Auch wenn Sie manches einfach nicht verbessern können, weil Sie krank sind oder persönliche Probleme haben oder einfach nur „Wichtigeres" zu tun haben – das Prophylaxeteam kann Ihnen helfen, solche Zeiten ohne „Zahnschäden" zu überbrücken, indem die Prophylaxesitzungen einfach häufiger geplant werden. Auf diese Weise bleiben Ihre Zähne und Ihr Zahnfleisch gesund, auch in Zeiten, in denen Sie nicht so viel Energie wie sonst für Ihre Mundgesundheit aufbringen können. Sie brauchen sich nicht einmal selbst darum zu kümmern, wenn Ihr Zahnarzt mit einem so genannten „Recall-System" arbeitet: Sie werden dann automatisch von Ihrer Zahnarztpraxis angeschrieben und erhalten den Termin für Ihre nächste Prophylaxesitzung. Nutzen Sie diesen Service: Es tut einfach gut, saubere und schöne Zähne zu haben.

SO FINDEN SIE EINE PROPHYLAXEORIENTIERTE PRAXIS

Möglicherweise haben Sie beim Lesen der letzten Kapitel gedacht: „Das habe ich ja noch nie gehört. Mein Zahnarzt hat sich nie um meinen Speichel oder meine Mundhygienetechnik gekümmert." Doch immer mehr Zahnärzte in Deutschland arbeiten prophylaxeorientiert. Wie finden Sie einen solchen Zahnarzt? Ein Blick ins Telefonbuch genügt leider nicht – denn „Prophylaxezahnarzt" ist keine Zusatzbezeichnung, wie etwa Oralchirurg oder Kieferorthopäde. Sie müssen sich also selbst gezielt nach den Angeboten von Zahnärzten erkundigen. Fragen Sie nach den genannten speziellen Methoden, die eine moderne Zahnarztpraxis auszeichnen. Die folgende Checkliste wird Ihnen dabei helfen. Wenn ein Zahnarzt die meisten der folgenden Untersuchungen oder Behandlungen anbietet, können Sie davon ausgehen, dass er aktiv Prophylaxe betreibt.

	✔
Prüfen Sie die Speichelwerte Ihrer Patienten?	
Kann ich bei Ihnen mein individuelles Kariesrisiko bestimmen lassen?	
Bieten Sie eine professionelle Zahnreinigung an?	
Bieten Sie Therapien an, die die Bakterienzahlen in der Mundhöhle verringern?	
Kann ich mir in Ihrer Praxis die richtige Putztechnik zeigen lassen?	
Wird in Ihrer Praxis eine Ernährungsberatung durchgeführt?	

DIE MEIST GESTELLTEN FRAGEN

Wir haben Ihnen im Folgenden einige Fragen beantwortet, die besonders häufig gestellt werden. Sie wiederholen manches, was Sie in diesem Ratgeber finden. Sollten Sie noch Fragen haben, die wir Ihnen nicht beantwortet haben, wenden Sie sich an Ihren Zahnarzt – er wird sich gerne Zeit nehmen, Ihnen die Fragen zu beantworten.

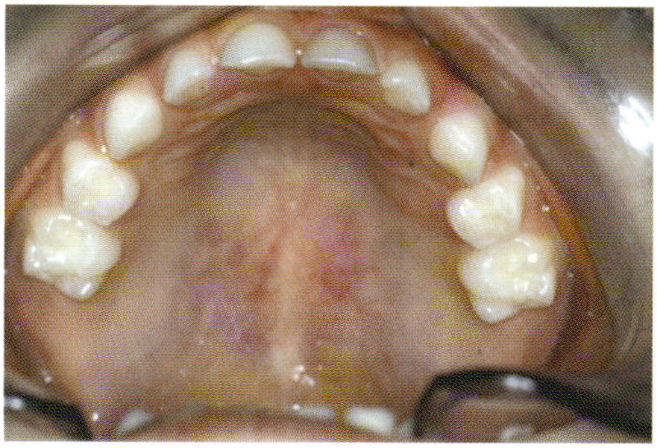

Gesundes Milchgebiss

Was ist Karies eigentlich?

Karies ist die am weitesten verbreitete Zahnkrankheit. Karies entsteht unter einem bakteriellen Zahnbelag. Ein sauberer Zahn entwickelt auch keine Karies. Die Hartsubstanz der Zähne wird durch Säuren, die von den Plaquebakterien erzeugt werden, so stark aufgeweicht, dass Zahnsubstanz zerstört wird: ein „Loch" entsteht. Die Zahnsubstanz kann nicht wieder hergestellt werden, sie muss künstlich ersetzt werden, entweder durch eine Füllung oder im schlimmsten Fall durch Zahnersatz.

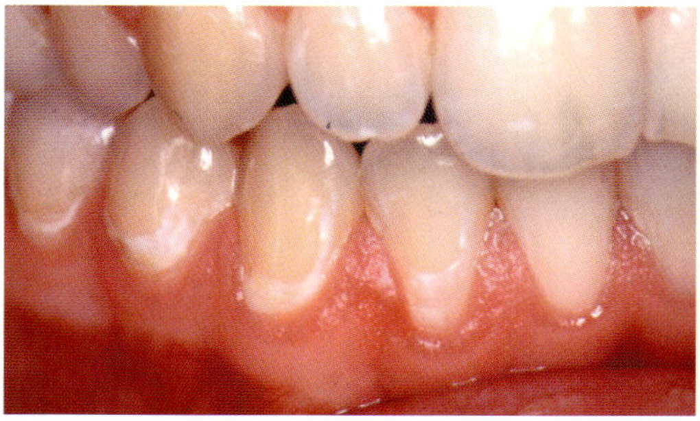

Karies im Frühstadium: stumpfe matte Kreideflecken weisen auf beginnende Karies hin.

Was ist „Parodontose"?

Der richtigere Ausdruck für „Parodontose" ist „Parodontitis". Die Endung -itis steht immer für entzündliche Erkrankungen. Und tatsächlich ist bei der Parodontitis der Zahnhalteapparat entzündet. Die Zahnfleischtaschen werden tiefer, Knochen geht für immer verloren, die Zähne werden locker und fallen aus. Die Ursache dafür ist bakterieller Zahnbelag. Eine richtige Parodontitis kann man im Gegensatz zu einer Zahnfleischentzündung (Gingivitis) nicht mehr heilen, den Ursprungszustand also nicht wieder herstellen. Der Zahnarzt kann den Verlauf aber verlangsamen oder aufhalten. Dabei kommt es viel auf die Mithilfe des Patienten an, denn eine perfekte Mundhygiene ist bei Parodontitis ganz besonders wichtig.

Wann soll ich mir die Zähne putzen und wie oft?

Mindestens zweimal täglich und auf jeden Fall vor dem Schlafengehen. Das ist besonders wichtig, weil im Schlaf kein Speichel fließt, der die Zähne auf natürliche Weise schützt und reinigt. Optimal ist es, wenn Sie sich nach jedem Essen möglichst rasch die Zähne putzen. So geben Sie den Bakterien am wenigsten Gelegenheit, schädliche Säuren und Plaque zu produzieren.

Kann zuviel Zähneputzen nicht Schaden anrichten?

Gehen Sie beim Putzen sanft mit Ihren Zähnen und Ihrem Zahnfleisch um – durch festes Aufdrücken und heftiges Schrubben entfernen Sie die Plaque kein bisschen besser, sondern beschädigen nur Ihre Zähne.

Muss ich die Zähne nach jedem Essen putzen?

Man muss die Zähne nicht nach jedem Essen putzen. Es ist sicher besser, die Zähne zweimal am Tag gründlich zu putzen, als nach jeder Mahlzeit nur nachlässig. Sie können den Mund nach einer Mahlzeit auch einfach nur gründlich mit Wasser ausspülen – auch damit ist schon ein wenig geholfen. Trotzdem: Wenn Sie Ihre Zähne nach jedem Essen putzen, geben Sie den Bakterien auch weniger Chance, Zucker in Säure zu verwandeln. Wenn Sie extrem Saures gegessen oder getrunken haben, sollten Sie jedoch besser eine halbe Stunde mit dem Putzen warten und vorher mit Wasser spülen, um Ihre Zähne nicht zu schädigen. Denn die Säuren lösen den Zahnschmelz. Wenn Sie dann mit der Zahnbürste putzen, schmirgeln Sie wertvollen Zahnschmelz mit ab.

Ist es sinnvoll, Mundduschen oder Wasserstrahlgeräte zu benutzen?

Mundduschen können auf den Zahnflächen festsitzende Plaque nicht entfernen. Sie sind also kein Ersatz für die Zahnbürste, sondern allenfalls zusätzlich anzuwenden. Nach dem Essen kann man mit der Munddusche Speisereste abspülen. Sinnvoll sind Mundduschen vor allem für Patienten, die zu Zahnfleischentzündungen neigen und damit auch zu Parodontitis. Doch Vorsicht: ein höherer Wasserdruck bewirkt keine bessere Reinigung, sondern schädigt allenfalls das Zahnfleisch.

Wie wichtig ist die richtige Zahnpasta?

Zahnpasten werden hauptsächlich wegen der Schaumbildung und des guten Geschmacks im Mund verwendet. Außerdem enthalten sie zum Teil wichtige Wirkstoffe, wie Fluoride u.ä. Verwenden Sie auf jeden Fall eine fluoridhaltige Zahnpasta. Es gibt Zahnpasten, die besonders viele Putzkörnchen enthalten, um für „weißere Zähne" zu sorgen. Verwenden Sie solche Pasten nicht über längere Zeit hinweg, denn auf Dauer können Sie Ihre Zähne nachhaltig schädigen. Sollte für Sie eine Zahnpasta mit ganz spezifischen Wirkstoffen notwendig sein, wird Sie Ihr Zahnarzt darauf hinweisen.

Ist es für das spätere Gebiss egal, ob die Milchzähne von Karies befallen sind?

Diese Frage ist eindeutig mit „nein" zu beantworten. Sind bereits Milchzähne von Karies befallen, so bedeutet das, dass sich Mutansstreptokokken und Laktobazillen im Mund aufhalten. Sobald die bleibenden Zähne durchbrechen, kommen sie unvermeidlich mit den schädlichen Bakterien in Kontakt. Je mehr Karies bei den Milchzähnen, desto höher ist auch das Kariesrisiko im bleibenden Gebiss. Es lohnt sich also, auch die Milchzähne gesund zu halten.

Kann ich schon während der Schwangerschaft etwas für die Zahngesundheit meines Babys tun?

Ja, das können Sie tatsächlich. Wenn Sie Ihr eigenes Infektionsniveau reduzieren, also die Bakterienanzahl in Ihrem Mund verkleinern, ist das Risiko, dass Sie auf Ihr Kind später Kariesbakterien übertragen, geringer. Je später aber Ihr Kind in Kontakt mit Kariesbakterien kommt, desto länger kann es sich gesunde Zähne bewahren. Ihr Zahnarzt kann die entsprechenden Maßnahmen vornehmen und Sie beraten.

Ist die Übertragung von Speichel von mir auf mein Baby nicht wichtig, damit mein Kind möglichst rasch eine gesunde Immunabwehr aufbaut?

Die Immunabwehr eines Kindes baut sich tatsächlich durch Einflüsse aus der Umwelt auf. Entweder durch Abwehrreaktionen gegen Keime und Bakterien oder indem Abwehrstoffe direkt aufgenommen werden. Auch mit dem Speichel können Abwehrstoffe übertragen werden. Dennoch ist die Speichelübertragung auf Ihr Kind nicht notwendig, um eine gesunde Immunabwehr aufzubauen. Die Umwelteinflüsse reichen dazu vollkommen aus. Der Schaden einer Speichelübertragung ist größer als der eventuelle Nutzen.

Was ist Zahnstein?

Zahnstein entsteht aus der Plaque. Bleibt die Plaque länger als zwei bis drei Tage auf dem Zahn bzw. dem Zahnhals, fängt sie an, sich mit Hilfe von Kalksalzen aus dem Speichel in Zahnstein zu verwandeln. Die Innenflächen der vorderen Zähne im Unterkiefer und die Backenzähne im Oberkiefer setzen besonders häufig Zahnstein an.

Muss man Zucker grundsätzlich vermeiden?

Das muss man nicht. Es gibt aber einige Tricks, mit denen man vermeiden kann, dass der Zucker zu einer Gefahr für die Zähne wird. Da die Bakterien eine gewisse Zeit brauchen, um aus Zucker Säure zu bilden, sollte man nach dem Essen die Speisereste möglichst schnell aus dem Mund entfernen. Das heißt: Nach Möglichkeit sollten nach jedem Essen die Zähne gründlich geputzt werden.

Wie kann man feststellen, ob kårieserzeugende Bakterien im Mund vorhanden sind?

Mit einem Kariesrisikotest kann der Zahnarzt feststellen, ob karieserzeugende Bakterien in Ihrer Mundhöhle angesiedelt sind und wenn ja, wie viele. Hohe Bakterienzahlen bedeuten, dass sich besonders viel Plaque bilden kann. Das Karies- und Parodontitisrisiko ist entsprechend größer als bei geringen Bakterienzahlen.

Wie oft soll man einen Kariesrisikotest durchführen lassen?

Es ist natürlich nicht notwendig, in jeder Prophylaxesitzung einen Kariesrisikotest zu machen. Doch ebenso wie sich die Blutwerte verändern können, sind auch die Speichelwerte vielen Einflüssen ausgesetzt. Lassen Sie deshalb alle zwei Jahre einen Kariesrisikotest durchführen, damit Sie unmittelbar reagieren können, wenn sich an den Werten etwas geändert hat.

Wie oft soll man eine professionelle Zahnreinigung ausführen lassen?

Das hängt sehr stark von Ihrem persönlichen Kariesrisiko ab und damit von sehr vielen Faktoren: dem Zuckerkonsum, der Möglichkeit zu einer guten Mundhygiene, Ihren Speichelwerten und vielleicht auch von Ihrer persönlichen Situation. Bei manchen Patienten ist es sinnvoll, sich die Zähne vier- bis sechsmal pro Jahr professionell reinigen zu lassen, in anderen Fällen kann auch einmal pro Jahr genügen. Ihr Zahnarzt kann Ihnen sagen, wie oft eine professionelle Zahnreinigung bei Ihnen nötig ist – und das kann sich im Laufe der Jahre immer wieder ändern.

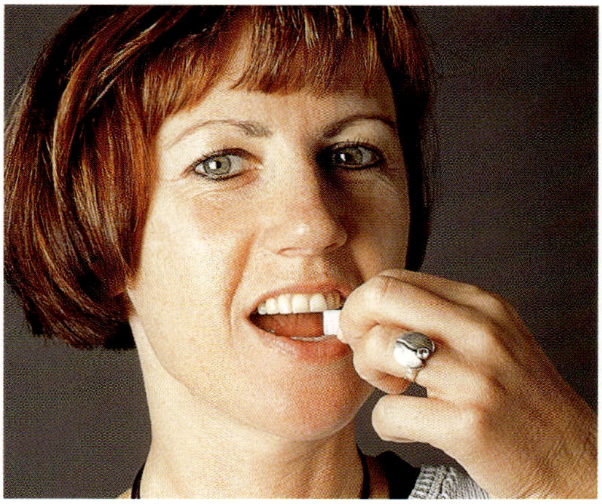

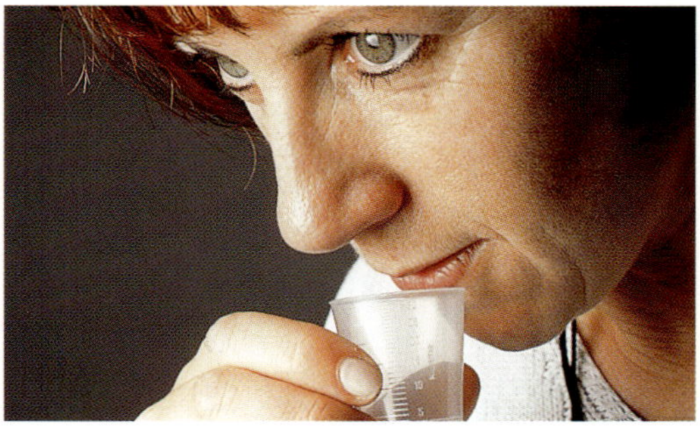

Durch Kauen auf Kaugummi wird Speichel für den Kariesrisikotest gesammelt.

BILDNACHWEIS

Titelbild: Michael Dannenmann, Düsseldorf
Seite 15: Dr. Laurisch
Seite 16: Dr. Laurisch
Seite 18: Dr. Laurisch
Seite 20: Priv. Doz. Dr. S. Kneist, Erfurt
Seite 21: Dr. Laurisch
Seite 21: Fa. Vivadent (unten)
Seite 25. Dr. Laurisch
Seite 26: Dr. Laurisch
Seite 27: Dr. Laurisch
Seite 29: Fa. Vivadent
Seite 30: Michael Dannenmann, Düsseldorf
Seite 31: Fa. Dentsply, De Trey
Seite 33: Dr. Laurisch
Seite 35: Fa. Wrighley
Seite 37: Fa. Butler
Seite 38: Fa. Butler
Seite 39: Fa. Butler
Seite 40: Fa. Butler
Seite 41: PhotoDisk
Seite 42: Getty Images Deutschland GmbH
Seite 44: Dr. Laurisch
Seite 45: Dr. Laurisch
Seite 49: Fa. Vivadent
Seite 50: Dr. Laurisch
Seite 52: Priv. Doz. Dr. S. Kneist, Erfurt
Seite 53: Fa. Vivadent
Seite 54: Dr. Laurisch
Seite 55: Dr. Laurisch
Seite 59: Priv. Doz. Dr. S. Kneist, Erfurt (oben)
Seite 59: Fa. Vivadent
Seite 63: Fa. Vivadent